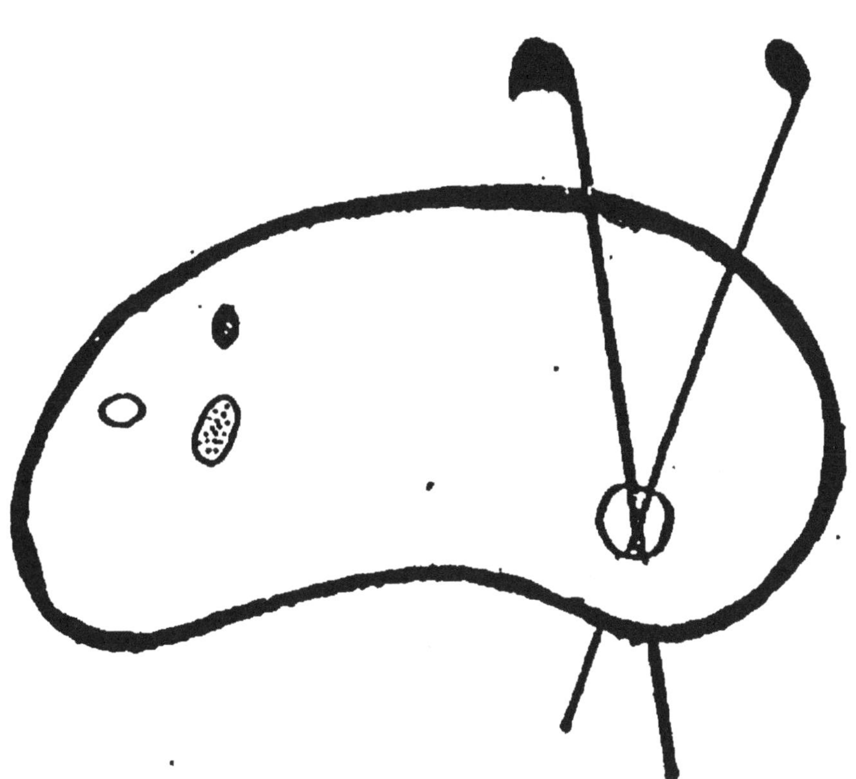

DEBUT D'UNE SERIE DE DOCUMENTS
EN COULEUR

LETTRES
SUR LE RÉTABLISSEMENT
DES TOURS
ET L'ALLAITEMENT ARTIFICIEL

PAR M. HEULHARD D'ARCY
Dr en Médecine.
Ancien interne lauréat des Hôpitaux de Paris, Membre de la Société de Médecine légale, de la Société de médecine de Seine-et-Oise, etc. etc.

Prix : 1 fr. 50

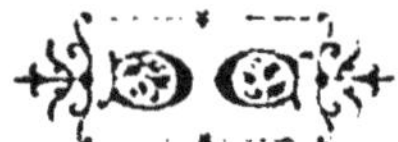

EN VENTE:

A PARIS
Chez DELAHAYE Libraire-Éditeur
Place de l'École-de-Médecine

A CLAMECY
Chez Mme Ve CÉGRÉTIN
et chez les Libraires.

CLAMECY
Ve CÉGRÉTIN, IMPRIMEUR BREVETÉ

1879

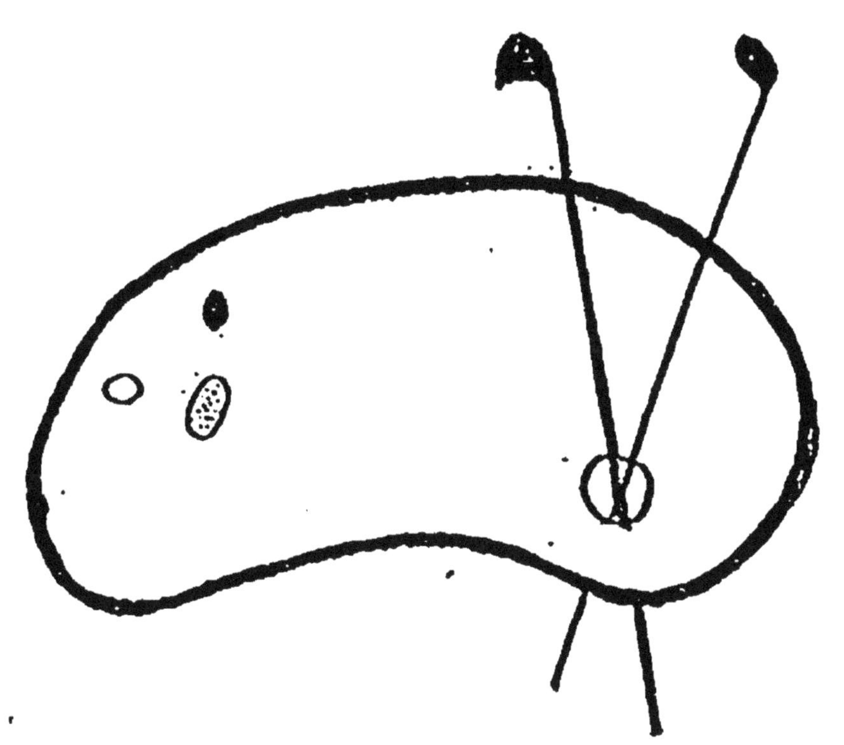

FIN D'UNE SERIE DE DOCUMENTS
EN COULEUR

AVANT-PROPOS

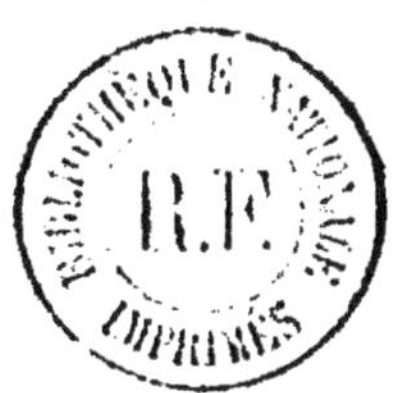

La population chez les peuples voisins s'accroît chaque année dans des proportions considérables; en France, elle reste à peu près stationnaire et diminuerait sans les immigrations. Si, comme on l'a dit assez cyniquement, la force désormais doit primer le droit, il est assez permis de concevoir pour l'avenir des craintes sérieuses.

De cet état stationnaire de la population en France il y a bien des causes que chacun, selon le point de vue où il se place, considère comme plus ou moins actives. On pourrait en faire une longue énumération. Je me contenterai dans cet avant-propos d'indiquer quelques-unes de celles sur lesquelles je ne veux pas insister, me réservant de m'étendre sur celles que la nature de mes études m'a mis à même de mieux connaître. Parmi les premières, il convient de ranger:

1° Les guerres plus ou moins légitimes qui ruinent le pays et lui enlèvent une partie de ses forces viriles;

2° La propagande et le progrès du matérialisme, ce père de l'égoïsme qui n'inspire que la satisfaction énervante des jouissances personnelles,

L'honorification du célibat qui, au lieu d'être frappé d'un impôt progressif, destiné au dégrèvement des familles nombreuses et pauvres, met, au contraire, ceux qui s'y vouent en possession des emplois les plus lucratifs ;

4° La mauvaise direction de l'éducation publique qui au lieu de se donner pour mission, comme faisaient les Grecs, de développer simultanément le corps, l'esprit et le cœur, ne prend soin, chez nous, que des facultés intellectuelles, sans s'efforcer, par des concours multipliés et successifs, à rechercher les aptitudes de chacun ; qui ne s'ingéniant qu'à surcharger ses programmes d'études, à soumettre les élèves à un vrai *travail forcé*, n'obtient pour résultat que de les rendre cacochymes, anémiques et arrivera bientôt, si elle persiste dans ses errements, à faire de ses disciples des deux sexes une génération d'avortons et de poupées.

Dans cet opuscule, tout de circonstance, je ne veux que démontrer comment l'effrayante proportion que prend, chaque jour, l'écœurant gaspillage de la vie humaine est surtout la CONSÉQUENCE DE LA FERMETURE DES TOURS, de l'industrie nourricière si inintelligente et souvent si coupable, et de cette vraie plaie sociale des nourrices sèches, ou à peu près telles, chez lesquelles le dépôt d'un enfant équivaut à un billet d'enterrement ou, du moins, à une sentence de mort, à courte échéance.

A ces maux il n'y a qu'un remède : la réouverture des tours et, comme corollaire de cette mesure, l'expérimentation, sur une vaste échelle, de l'allaitement artificiel. C'est ce que je me propose de démontrer dans les lettres suivantes déjà publiées dans l'*Abeille médicale* et auxquelles je viens de faire de nombreuses additions.

Veiller à la conservation des enfants, accroître et moraliser la grande famille française et, avec ce mot d'ordre bien observé, l'avenir lui appartiendra.

H. D'A.

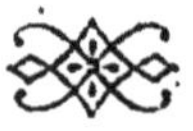

A M. LE PRÉSIDENT & A MM. LES MEMBRES

DE LA SOCIÉTÉ DE MÉDECINE DE SEINE-ET-OISE

MESSIEURS,

A l'occasion de la brochure sur la médecine cantonale, rêverie humanitaire imaginée par ces gens qui veulent se donner des airs de haute philanthropie et veulent laisser aux médecins le soin d'avoir pour eux du dévouement et de la charité, vous avez bien voulu m'accorder un prix et le titre de membre correspondant de votre Société, distinction dont je veux aujourd'hui vous témoigner ma gratitude, en vous dédiant l'opuscule que je viens d'écrire sur LE RÉTABLISSEMENT DES TOURS ET L'ALLAITEMENT ARTIFICIEL, qui, à mon sens, en est le corollaire obligé.

Puisse cette œuvre, toute de conscience, être agréée favorablement par la Société dont j'ai l'honneur de faire partie! Puissé-je avoir la bonne chance de voir chacun des membres qui la composent me prêter un confraternel appui et concourir au succès et au triomphe d'idées qui, à mon grand étonnement, ont encore beaucoup de contradicteurs.

HEULHARD D'ARCY.

LETTRES
SUR LA
QUESTION DES TOURS
ET L'ALLAITEMENT ARTIFICIEL

PAR M. HEULHARD D'ARCY
Docteur en Médecine

Deux questions importantes s'imposent aujourd'hui à l'étude des hommes sérieux qui, ayant la sagesse d'envisager les choses avec froideur et sans parti-pris, regardent comme un devoir envers la société de combattre les idées fausses qui ont cours dans le monde, quels que soient le nombre et la qualité de ceux qui s'en font les champions. Le rétablissement des tours et l'expérimentation de l'allaitement artificiel, qui en est, à mon sens, la conséquence obligée, sont deux nécessités de notre époque contre lesquelles se révoltent et protestent en vain quelques raisonneurs attardés, n'envisageant les problèmes que sous une seule face et à travers le prisme de leurs préjugés;

elle s'impose à la méditation de nos législateurs, et l'humanité bien entendue exige une prompte résolution ; repoussées jusqu'à présent par des motifs qui ne résistent pas à l'examen, ces deux mesures d'ordre ne sauraient être plus longtemps différées, et quand une fois elles seront adoptées et mises en pratique, quand l'opinion dominante aura reçu la satisfaction qu'elle réclame, on comprendra difficilement que des notabilités administratives et médicales aient pu si obstinément se refuser à l'évidence et mériter le reproche que le psalmiste adresse aux réprouvés : *Aures habent et non audient, oculos habent et non videbunt.*

Bien que ces questions aient déjà été soulevées à plusieurs reprises, j'estime qu'il convient d'y revenir jusqu'à ce que la vérité ait repris le pas sur l'erreur, jusqu'à ce que la vraie philanthropie ait triomphé des préjugés ; pour les élucider, je me propose de jeter un coup d'œil rapide sur les raisons qui ont été invoquées pour provoquer la fermeture des tours, sur celles dont on argumente pour ne pas les rouvrir. Je tâcherai ensuite de démontrer que l'expérimentation en grand de l'allaitement artificiel serait la conséquence nécessaire du retour à la loi de 1811 ; j'établirai par des faits que cet allaitement artificiel est aujourd'hui très en usage ; que, dans beaucoup de localités, presque la moitié des enfants sont, avec avantage, élevés au biberon, et qu'enfin ce mode d'allaitement n'est mauvais que quand il est dirigé sans soin et sans intelligence.

Puissé-je, pour une part, si faible qu'elle soit, contribuer à des réformes qui me semblent urgentes, et à déchirer le bandeau que beaucoup de personnes conservent encore sur leurs yeux.

Les motifs, ou, pour mieux dire, les prétextes sur lesquels on s'est basé pour arriver à la fermeture des tours se réduisent, en réalité, à quatre principaux :

1° Les administrateurs financiers, pour glisser à côté de la loi de 1811, ne se sont préoccupés que d'un résultat, celui de réaliser des économies ;

2° Les moralistes à courte vue, les prudes en paletot se sont imaginé que, par cette mesure, on mettrait un frein à l'immoralité ;

3° Les statisticiens quand même ont allégué la mortalité effrayante qui moissonne les enfants que l'on envoie au loin chez des nourrices mal choisies et mal surveillées;

4° Les hommes, enfin, qui sont habitués à tout tarifer, ont pensé et croient encore qu'au moyen d'un secours suffisant, on parviendrait sans peine à transformer en vraies mères toutes les victimes de la séduction, voire même toutes les filles que des circonstances variées retiennent dans le libertinage.

Ces résultats ont-ils été obtenus? Hélas! pas le moins du monde. Quel usage fait-on de cet argent qui servait à élever ces pauvres petits êtres que leurs parents abandonnaient et que le pays adoptait? Si, du moins, il était employé à assainir ces fourmilières humaines que l'on appelle des cités, où, à côté de quelques rues élégantes, on rencontre des ruelles infectes dans lesquelles le soleil ne pénètre jamais. S'il servait à rendre habitables sans danger ces quartiers humides où l'on ne rencontre que des scrofuleux, des phthisiques, des rhumatisants et toute la triste clientèle des hôpitaux et des bureaux de bienfaisance, il y aurait là une sorte de compensation, et l'on regretterait moins toutes ces existences sacrifiées faute de vouloir en prendre soin, si les sommes qu'il en coûterait pour les conserver étaient consacrées à des travaux d'hygiène qui rendraient la santé à des milliers de familles ; mais il s'en faut que l'argent économisé par la suppression des tours ait cette importante destination ; il a été gaspillé et se gaspille encore le plus souvent dans des restaurations mal étudiées et plus mal exécutées d'édifices publics, dans de prétendues réparations et rectifications de routes nationales ou départementales à peine fréquentées, depuis que, sur tout leur parcours, elles sont longées par des voies ferrées.

Combien, depuis un certain nombre d'années, n'a-t-on pas fait de chemins à peu près inutiles, où le cantonnier est moins occupé à combler les ornières qu'à arracher l'herbe qui y pousse à foison. Eh ! mon Dieu, l'intérêt personnel et le besoin de popularité expliquent bien des des votes ; mais où l'on peut dire que l'abus a été porté jusqu'au scandale ça été dans la construction d'édifices somptueux, d'une utilité fort contestable et qui ont engouffré des sommes folles.

Ici, c'est une préfecture monumentale, surchargée de sculptures, et dans l'intérieur de laquelle l'or a été prodigué avec un excès de mauvais goût et qui, dans une ville sale, hideuse, ni pavée ni éclairée, hurle à côté de l'état fangeux dans lequel croupissent des milliers d'habitants ; là c'est un palais où l'on vient d'installer Thémis, qui, tout étonnée et dépaysée, a des distractions qui l'empêchent de tenir d'une main ferme sa vieille balance ; et la bonne déesse assure elle-même qu'elle était plus à l'aise à l'abri d'un chêne. — Sérieusement, qui oserait soutenir que toutes ces dépenses soient bien calculées et faites en vue du bien-être général ?

La suppression des tours a-t-elle mis un frein à l'immoralité ? Qui le croit ? Qui pourrait l'affirmer ? En dépit d'assertions fantaisistes, il est certain que les grossesses extra-conjugales n'ont jamais été plus nombreuses ; il est certain que les infanticides sont plus fréquents, que les avortements se pratiquent avec plus d'audace que par le passé. M. le Dr Brochard a, le premier, appelé l'attention sur le nombre toujours croissant des morts-nés illégitimes. M. Lacascade, dans son rapport sur la proposition de M. Henri de Lacretelle, cite des chiffres navrants et termine sa lugubre statistique par les réflexions suivantes : « Le nom-
» bre des morts-nés a donc presque doublé chez ces
» pauvres petits êtres, sans liens paternels, depuis 31
» ans que le tour a disparu de nos hospices. Ces faits
» s'expliquent par la facilité que l'opération de l'accou-
» chement donne à des mains habiles pour dissimuler
» l'infanticide, et, chose digne de remarque, c'est que la
» plupart des déclarations des morts-nés sont faites par
» les sages-femmes, et *par les mêmes sages femmes*. Le
» crime est là : il s'est développé depuis la fermeture des
» tours, conclut le Dr Maurin, de Marseille. »

Voilà le beau résultat de la suppression des tours ; et, avant d'aller plus loin, il faut avoir le courage de le dire : si une fille indignement trompée se révolte en voyant l'abîme creusé entre elle et telles autres qui n'ont sur elle que le mérite d'avoir commis des fautes sans produit qui les trahisse ; si, pour échapper au pilori auquel elle se voit condamnée et qui consiste à étaler aux regards de tous, avec ou sans aumône mensuelle, le fruit d'une erreur, elle en médite la destruction plus ou moins précoce, est-elle seule coupable ? Le crime, s'il se commet, n'a-t-il pas plusieurs complices : le séducteur qui l'a abandonnée et ceux qui, par une prétendue mesure de moralité, lui ont barré le chemin de la résipiscence? Un casuiste dirait que le premier l'a induite en tentation de volupté et les autres en tentation d'échapper au déshonneur public.

Il ne fallait pas une grande dose d'intelligence pour prévoir que le fait mécanique de la fermeture des tours ne remédierait nullement à l'action pestilentielle du proxénétisme, à l'immoralité qui est la conséquence inévitable d'une éducation mauvaise, de lectures délétères, d'exemples déplorables ; qu'attendre, d'ailleurs, d'une pareille mesure dans un pays où le célibat, loin d'être justement frappé d'impôt, comme le voulait la loi romaine, est honoré et encouragé, où les emplois les plus lucratifs sont donnés aux célibataires, dans un pays où le travail de la femme est si maigrement rémunéré que la faim, mauvaise conseillère, la pousse en dépit d'elle-même à de coupables faiblesses ?

Les statisticiens quand même ont allégué pour prétexte à la fermeture des tours la mortalité effroyable qui moissonnait les enfants que l'on envoyait au loin chez des nourrices mal choisies et mal surveillées. Incontestablement il y avait là motif de réforme, et l'on pouvait jusqu'à un certain point accuser l'assistance publique de mal remplir sa mission ; mais dans l'accusation formulée contre cette administration, on ne s'apercevait pas que l'on faisait tomber sur elle tous les péchés d'Israël, on ne remarquait pas une confusion que le Dr Brochard a signalée en 1866 et qu'il est bon de rappeler : « Les enfants placés par la direction générale ne formaient qu'une fraction bien minime des nourrissons envoyés chaque année de Paris en province. La direction générale plaçait à peine 3 à 4,000 enfants, tandis que les bureaux particuliers en envoyaient 12,000 chez des nourrices fournies par les meneurs ; ajoutons que les parents, choisissant eux-mêmes leurs nourrices, donnaient à celles-ci de 5 à 6,000 nourrissons. Que devenaient ces vingt et quelques mille enfants ? La réponse est navrante. A la fin de l'année, il en restait à peine le quart, 15 à 16 mille étaient morts faute de soins, faute de surveillance et, dans cette effroyable hécatombe, il convient de le dire, ce n'était pas les enfants placés par la direction qui relativement fournissaient le plus de victimes.

LETTRE II.

Clamecy, 7 juillet 1878,

A M. le Rédacteur en chef de l'Abeille médicale,

Mon cher ami,

C'est une idée folle de supposer qu'au moyen d'un secours on parviendrait à convertir en vraies mères toutes les victimes de la séduction et même les filles qui ont rompu avec toute pudeur. — Qu'attendre de ces dernières, chez lesquelles la vie licencieuse a oblitéré toutes les facultés morales? Dans quelques cas, on parvient à les faire revivre mais on n'obtient cet heureux résultat qu'en les changeant de milieu et grâce à une active surveillance. Pour celles qui n'ont cédé qu'à regret à de fallacieuses promesses, il y a grandes chances de les faire rentrer dans le sentier de l'honneur, mais c'est à la condition qu'on ne commencera pas par les forcer à étaler leur honte. Dès le moment que l'on exige d'elles ce cruel sacrifice, dès le moment qu'on les oblige à rompre avec leur amour-propre, à ne plus se voiler le visage et à rendre le public confident de leur faute, elles n'ont qu'un souci, celui d'abandonner un enfant qu'elles ont reçu dans leur sein, souvent sans le vouloir et presque toujours dans un instant de demi-délire. Elles le laissent à leur mère, qui ne le tue pas mais qui le laisse mourir et s'en vont tirer profit de leur situation en allant vendre leur lait dans quelque riche maison. Comme le métier est souvent très-lucratif, quelques-unes n'en voient venir le terme qu'avec regret et se mettent à même de pouvoir le recommencer. En présence de ces faits déplorables, les auteurs de la fermeture des tours ont-ils bien le droit de se congratuler? Et, qu'à l'encontre de ce que j'avance, on ne vienne pas dire qu'une fille séduite trouve dans sa mère, pour soigner son enfant, un auxiliaire, sinon intelligent, du moins dévoué; il n'en est rien assurément; et, sans se perdre dans de longues considérations psychologiques, toute personne sensée qui veut y réfléchir reconnaît bien vite qu'il n'est pas dans la nature que ce petit être, si intéressant qu'il soit par sa faiblesse, puisse inspirer une bien vive affection à une pauvre femme navrée de la faute de sa fille et qui se reproche sans cesse de ne l'avoir pas surveillée avec assez de vigilance, irritée surtout de la conduite du séducteur, qui, à l'abri de toute recherche légale, se rit de ses vains serments, se félicite sans aucun remords d'avoir fait une dupe, injurie, calomnie même assez souvent sa victime, et ne paraît pas songer au dénûment dans lequel il laisse son ancienne maîtresse et le pauvre enfant auquel il a donné la vie. La malheureuse femme devenue grand'mère sans le vouloir, ne saurait guère le regarder d'un bon œil; elle ne voit en lui qu'un intrus, qu'une plante parasite, qu'une mauvaise herbe dont un orage a porté la graine dans sa propriété. L'humanité, la raison, fortifiée par des pensées religieuses, finissent par triompher de ces impressions pénibles et la disposent peu à peu à s'intéresser à cette frêle existence qui lui est confiée et qui n'a qu'elle pour protectrice. Il s'agit désormais d'accomplir sa mission pénible et pseudo-maternelle, comment va-t-elle s'y prendre? Si elle possède une vache ou une chèvre, elle va soumettre l'enfant à un allaitement artificiel qui réussirait presque toujours s'il était intelligemment dirigé; mais, pour qu'il en fût ainsi, il faudrait savoir se soustraire à l'entourage des commères, qui donnent, à l'envi, les conseils les plus détestables; l'une recommande bien fort de couper le lait avec trois quarts d'eau panée, c'est-à-dire une alimentation tout à fait insuffisante ; une autre conseille surtout les décoctions d'orge ou de gruau ; or il faut voir ces horribles décoctions pour juger combien elles doivent être efficaces : c'est une sorte de pâte d'un jaune sale, essentiellement indigeste, qui provoque inévitablement une irritation gastro-intestinale ; des selles fréquentes, des vomissements continuels, un dépérissement rapide, témoignent de cette lésion qui guérirait peut-être si, à des conseils imbéciles, succédaient les avis profitables d'un homme de l'art; mais les villageois songent-ils à appeler un médecin pour un enfant au maillot !! On voit qu'avec de bonnes conditions pour tenter l'allaitement artificiel, on le rend désastreux par ignorance, par défaut de bons exemples ; il est encore plus déplorable lorsque la femme qui le fait subir à son petit enfant n'a chez elle ni vache ni chèvre ; obligée d'acheter du lait, elle le fait avec parcimonie et le remplace par des panades, des potages au riz mal cuit, voire même par du vin; on n'en finirait pas si l'on voulait entrer dans tous les détails de cette extravagante alimentation,

Promptius expediam,
Quot Themison ægros autumno occiderit uno;

mais ces pratiques stupides ne prouvent contre l'allaitement artificiel, elles ne témoignent que d'une chose, de l'ignorance des populations rurales, entourées, j'allais dire cuirassées, d'un nuage épais de préjugés à travers lequel la lumière ne pénètre qu'avec lenteur et difficulté.

La mère de la fille séduite, comme je le disais plus haut, ne tue pas son enfant, mais elle le laisse mourir par défaut de soins, par une mauvaise nourriture; parmi les praticiens qui exercent dans les petites localités, pas un seul, j'ose l'affirmer, ne s'inscrirait en faux contre cette assertion et contre la démonstration que j'en ai faite; que pèsent, en parallèle de cet affreux gaspillage de la vie humaine,(1) tous les vertueux arguments de ces graves moralistes qui accusent les tours d'encourager le libertinage, de favoriser les suppressions de l'état civil des enfants, de supprimer le principe de responsabilité, d'aggraver les charges de l'État, etc.; toute cette phraséologie doctrinaire ne vaut pas la conservation d'une seule existence humaine; que d'enfants ainsi sacrifiés qui, devenus hommes, auraient pu être utiles au pays et honorer la carrière qu'ils auraient embrassée !!!

Si, en 1784, Necker a pu dire au roi que le nombre des enfants exposés augmentait tous les jours et que la plupart provenaient de nœuds légitimes, de manière que les hospices institués dans le principe pour prévenir les crimes, devenaient par degrés des dépôts favorables à l'indifférence des parents ; si, lors de la suppression des tours,

---

(1) Du mois de juin 1876 au mois de juin 1877, il y a eu à Paris 51.658 naissances

Enfants légitimes 40,474
— naturels 14,174

sur ces derniers 3,195 seulement ont été reconnus; que sont devenus les onze mille autres ?

on a assez répété sur tous les tons ce même argument, tout homme de cœur y répondra avec Saint Vincent de Paul : Si un enfant doit mourir de misère chez ses parents, ne vaut-il pas mieux que le pays lui conserve la vie en l'adoptant? Et, ce qui est plus éloquent qu'une phrase, c'est le fait suivant, que j'ai lu dans le *Petit Journal* du 10 avril 1878 :

« Un allumeur de gaz a trouvé, sous la porte-cochère d'une maison de la rue Hautefeuille, une petite fille aux langes de laquelle était attaché un billet ainsi conçu : « Je « préfère abandonner mon enfant plutôt que de la voir « mourir de faim ; elle a 13 mois, elle s'appelle Blanche, « ayez pitié d'elle. » Qu'il y a de souffrances, d'angoisses et de larmes dans ce touchant billet !! »

Les partisans de la suppression des tours ont énuméré tous les démérités des enfants recueillis par l'assistance publique, et, chargeant démesurément le tableau, ils n'ont vu dans les filles qu'une pépinière de prostituées, et, dans les garçons, qu'un gibier de police correctionnelle et de cours d'assises. Tout cela est ridicule à force d'être excessif, il n'y manque qu'une conclusion que l'on n'a pas osé formuler, savoir : qu'il valait mieux les laisser mourir...

Il faut convenir assurément que la manière dont on les élevait, les conditions dans lesquelles ils vivaient, ne contribuait guère à leur indiquer et à leur faire suivre le chemin de l'honneur, mais c'était là la faute de la société qui ne les adoptait qu'en partie et ne savait pas se les approprier ; de la société qui les traitait plus en parias qu'en pupilles... Qu'attendre, en effet, d'un malheureux être qui n'a pas connu les caresses de la première enfance, qui, couchant sur la paille, ne recevant qu'une nourriture insuffisante, n'a vécu qu'avec les oies et les brebis, et chez lequel on n'a tenté l'éducation ni du cœur, ni de l'esprit; c'était là qu'était la plaie véritable. J'en indiquerai plus loin le remède et je ferai voir qu'en l'appliquant avec soin et persistance tout le monde y gagnera et que l'État lui-même, dans un avenir prochain, serait largement rémunéré de ses sacrifices.

Vale !

LETTRE III.

Clamecy, le 14 juillet 1878

A M. le directeur de l'Abeille médicale.

MON CHER AMI,

Avant d'exposer tous les avantages que l'humanité d'abord, que le pays ensuite recueilleraient de la réouverture des tours en prenant le noble souci d'élever les enfants abandonnés dont il se déclarerait le père et dont il s'efforcerait de faire des hommes utiles, il convient d'examiner froidement, et sans obéir à des opinions préconçues, comment il faudrait s'y prendre pour élever tous ces enfants dont l'assistance publique deviendrait la nutrice et la mère, et d'abord :

1° A quelle alimentation les soumettra-t-on ? Quels seront les soins dont on les entourera pendant le premier âge, c'est-à-dire jusqu'à la fin de la première dentition ?

2° Dans quelles mains les remettra-t-on de deux ans à six ans révolus ?

3° Quel enseignement recevront-ils de six ans à douze et comment s'y prendra-t-on pour obtenir parallèlement le développement physique, moral et intellectuel ?

4° Où enverra-t-on ces enfants quand ils seront parvenus à la puberté, comment les utilisera-t-on pour le plus grand bien de la patrie ? Et comme conséquence de ces problèmes, la France, riche d'idées généreuses et malheureusement si pauvre de pensées pratiques, saura-telle avec des enfants d'adoption qu'elle pétrira, qu'elle élèvera à son gré, faire des hommes et des citoyens, quand l'Angleterre avec de la graine de forçats a su faire à Botany-Bay d'excellents colons!

Passons en revue ces différentes questions et cherchons à chacune d'elles une solution rationnelle.

1° A quelle alimentation soumettra-t-on les enfants déposés dans les tours? S'avisera-t-on de les confier, comme on l'a fait trop longtemps, à toutes ces nourrices de hasard, à toutes ces faiseuses d'anges qui n'inspirent que le dégoût? Personne aujourd'hui ne le proposerait; recherchera-t-on à grands frais de bonnes nourrices qui les emporteraient dans leurs villages? Mais aujourd'hui les bonnes nourrices sont rares (*rara avis*), elles sont chères surtout et, malgré les énormes sacrifices que l'assistance publique s'imposerait pour les découvrir, les payer, les faire surveiller et les soigner, elles et leurs nourrissons, elle n'atteindrait pas son but et ne s'en procurerait qu'un nombre très-insuffisant. Comme les anciens, nous n'avons plus d'esclaves, les guerres de nos jours plus meurtrières que celles des anciens n'enrichissent plus le vainqueur de ce bétail humain, dont les Grecs et les Romains savaient tirer si grand parti en faisant des hommes des serviteurs sur lesquels ils exerceaient une autorité absolue et des femmes des nourrices pour leurs enfants; pour nous en procurer aujourd'hui d'à peu près semblables, je ne sache pas que parmi les médecins qui préconisent le plus intrépidement la nourrice quand même, il puisse s'en trouver qui s'avisent un jour d'adresser aux Chambres une pétition pour qu'il soit permis d'aller en Cafrerie en acheter des cargaisons.

Une fois la réouverture des tours décrétée, il faudra donc de toute nécessité avoir recours à l'allaitement artificiel qui est loin de mériter la réprobation dont certains praticiens s'obstinent à le frapper; en dépit de leurs dogmatiques assertions, j'ose soutenir qu'il se pratique aujourd'hui, non par cas isolés mais véritablement sur une très-grande échelle; quel est le médecin, je ne dis pas parmi ceux que l'on est convenu de désigner sous le titre de princes de la science, mais parmi ceux qui exercent dans les cités moyennes ou la campagne, à qui il n'arrive pas tous les jours de rencontrer des femmes portant sur leurs bras de magnifiques poupons dont il admire la fraîcheur et la beauté. « Quel bel enfant, disent-ils à chacune d'elles; comme il est frais et bien portant; vous avez sans doute du lait en abondance? — Eh, mon Dieu non, monsieur, répliquent la plupart d'entre elles, après cinq à six semaines notre lait s'est passé, nous étions fatiguées, nous maigrissions, nous étions sans appétit et nous avons été obligées d'avoir recours au biberon. »

Eh bien, ce que l'on observe si fréquemment, ce qui réussit à merveille, c'est justement ce que proposait le docteur Coudereau sur l'opinion duquel M. Thulié a fait un excellent rapport au Conseil municipal de Paris. De l'observation journalière d'un fait, il tirait naturellement cette conclusion pratique, que tout enfant nouveau-né doit être élevé exclusivement au sein pendant les deux premiers mois, et que, dans aucun cas, il ne faut, pendant les premières semaines, se servir de l'alimentation mixte.

On verra plus loin comment ce précepte pourrait être observé dans les établissements en grand d'allaitement artificiel.

L'enfant, ajoute M. le docteur Coudereau, devenu assez robuste pour n'avoir plus besoin du sein, sera alimenté au pis de la chèvre ou avec du *lait vivant de vache*, c'est-à-dire sortant du pis de l'animal. On ne comprend guère qu'une proposition si sage, qu'une expérimentation en grand de l'allaitement artificiel, ainsi entendu, ait été avec un dédaigneux sans-façon repoussée par l'Académie de médecine, ce qui a fait dire spirituellement à la *Tribune médicale* : « Ci gît un projet mort-né élevé en vue de prévenir la mortalité effroyable des enfants en bas-âge. » M. J. Guérin, au nom de la méthode expérimentale, et M. Colin, au nom de la physiologie, ont vainement protesté contre cet enterrement précipité ni civil ni religieux : ils ont perdu leur éloquence et ont eu le sort de St Jean : *Vox clamantis in deserto*.

Vale !

LETTRE IV.

Clamecy, le 21 juillet 1878

A M. le directeur de l'Abeille médicale.

MON CHER AMI,

Explique qui pourra par quelle singulière fatalité, par quelle bizarrerie de certains esprits, des faits pratiques que l'on peut observer et vérifier tous les jours, passant inaperçus ou dédaignés par des hommes d'une valeur d'ailleurs incontestable, ont la malechance d'être encore repoussés par des corporations savantes. Eh! mon Dieu! c'est peut-être par cette simple raison que chez les notabilités qui les composent sous le savant, il y a l'homme qui, avec sa vanité native, lutte presque instinctivement contre une opinion qui vient d'un praticien obscur et surtout d'un rival, et se cramponne, en dépit de l'évidence, aux idées qu'il a toujours professées, ce qui est à la fois de la vanité et de la paresse d'esprit.

Quoi qu'il en soit, le projet du docteur Coudereau, rejeté par deux hautes juridictions, l'assistance publique et l'Académie de médecine, est-il bien mort? Je ne le pense pas, et de même qu'on en appelle d'un tribunal somnolent à un tribunal éveillé, on en appellera de l'Académie de médecine magnétisée à l'Académie de médecine ayant repris l'usage de ses sens, et alors elle ne persistera pas dans sa jurisprudence; le Conseil municipal de Paris, de son côté, continuera à mettre à la disposition de l'Assistance publique, avec une large subvention, les terrains nécessaires pour la construction d'un établissement modèle d'allaitement artificiel.

Dans la séance du 6 novembre 1877 du Conseil municipal de Paris, M. le docteur Thulié a protesté contre la fin de non-recevoir votée par l'Académie de médecine. J'emprunte au *Progrès médical* les passages suivants que j'ai extraits de cette protestation :

« ..... L'alimentation artificielle, telle qu'elle se pratique chez les mères pauvres qui ne peuvent pas se procurer de nourrices, car la nourrice est, de nos jours, un objet de luxe, telle qu'elle est dirigée par les gardeuses dans la plupart des campagnes et *même en Normandie*, se fait sans méthode, sans règle, sans soins ; elle est déplorable surtout dans ce sens qu'on remplace le lait par des bouillies, des soupes et d'horribles décoctions qui constituent une alimentation prématurée en désaccord avec la faiblesse des organes de l'enfant..... Le Conseil municipal voulait que les enfants qui ne peuvent être allaités par leurs mères, et auxquels on ne saurait donner le sein d'une nourrice, ne soient pas condamnés à mourir de faim ou à périr véritablement empoisonnés par une nourriture qui n'est pas appropriée à leurs organes; c'est pourquoi le Conseil émettait le vœu que cet allaitement artificiel, auquel sont fatalement condamnés un grand nombre d'enfants, fut étudié, scientifiquement réglé, afin de diminuer, autant que possible, la mortalité effrayante de cette catégorie d'enfants. L'Académie n'a nullement répondu à la question que nous avons posée. M. Devilliers a discuté gravement la supériorité de l'allaitement au sein sur l'allaitement artificiel. Certes, il n'est personne au Conseil, à Paris et au monde qui ne soit convaincu de cette vérité, mais les nourrissons qui ne peuvent avoir le sein, soit maternel, soit mercenaire, faut-il donc les condamner à mort sans s'en occuper davantage ? »

La nourrice à prix élevés, avec les qualités physiques et morales que réclame d'elle M. Devilliers est un idéal qui ne se rencontre que très-difficilement. La nourrice, bonne et à prix modérés, devient, de jour en jour, plus rare. M. Devilliers le sait très-bien. (Voir son article à NOURRICE dans le dictionnaire de médecine et de chirurgie pratiques.

M. Depaul disait, à propos de la même question, que le meilleur réactif pour connaître si le lait est bon, est le nourrisson, et il ajoutait : « Si l'enfant dépérit avec une nourrice, j'en donne une seconde ; s'il dépérit encore, je passe à une troisième et ainsi de suite.....»

De cette argumentation on est en droit de conclure que M. Depaul (et on peut l'en féliciter) n'a pour clientes que des millionnaires ; mais il a de par le monde des milliers de confrères beaucoup moins favorisés par le sort qui ne sauraient se permettre de donner de semblables conseils. M. Thulié fait remarquer, non sans raison, que M. Depaul ne paraît pas prendre grand souci des enfants de toutes ces nourrices qui subiront nécessairement l'allaitement artificiel qu'il proscrit, et dont la plupart mourront parce qu'il sera dirigé sans méthode et sans soin. Lui suffit-il donc que son petit client soit sauvé ? Ce que c'est que de vivre dans un certain milieu ; comme cela donne aux déterminations une désinvolture facile, comme cela inspire une solution simple aux problèmes les plus difficiles !

Un autre académicien a prétendu que l'expérimentation de l'allaitement artificiel serait immorale....... Je le déclare, la main sur la conscience, l'immoralité ne serait pas dans l'expérimentation proposée par le Conseil municipal de Paris ; mais ce qui est immoral au premier chef, c'est d'enlever successivement et à prix d'or une ou plusieurs jeunes femmes à leurs enfants nouveau-nés pour les faire nourrices d'un baby qui a eu le bonheur de recevoir le jour dans une famille opulente ; qui sait si les enfants de ces nourrices, ainsi condamnés à une mort presque certaine, ne seraient pas appelés, si on les laissait vivre, à rendre plus de services à leur pays que le petit personnage auquel on les a sacrifiés ? En principe, j'estime qu'une femme ne devrait aller vendre son lait que quand, pendant huit à dix mois, elle a nourri son propre enfant.

Un jour, une jeune dame, de Poi..., privée par accident d'une dent incisive, en acheta une au prix de vingt francs à un jeune ramoneur et se la fit poser par un dentiste, qui eut le triste courage de l'arracher à ce petit malheureux. Le ministère public poursuivit la dame et le dentiste, qui en furent quittes pour une forte indemnité envers le savoisien..... Y a-t-il beaucoup de différence de culpabilité entre le fait d'acheter une dent à un enfant malheureux et celui d'acheter le lait d'une femme qui n'a pas accompli sa mission de mère ? On ne saurait le dire ; mais ce qui est certain, c'est que, dans l'un et l'autre cas, il y a faute, mais faute atténuée par cela seul qu'elle est irréfléchie et inconsciente.

M. Devilliers prétend que depuis que l'Académie s'occupe plus spécialement des questions relatives à l'hygiène de l'enfance, on constate chaque jour un heureux retour et un certain progrès dans la voie de l'allaitement maternel ; c'est là, je l'assure, une affirmation très-contestable et l'on ne sait, en vérité, sur quoi se fonde l'honorable académicien pour avancer un fait que dément l'observation journalière; — et de cette assertion négative, il y a une explication des plus simples; comment les tentatives d'allaitement maternel pourraient-elles se multiplier dans un pays où tout semble conspirer pour le rendre sinon impossible, du moins très-difficile? L'éducation étrange que l'on donne maintenant aux jeunes filles, le *travail* intellectuel *forcé* auquel on les soumet, quand elles arrivent à la puberté et pendant toute la période épineuse qu'il faut franchir jusqu'à ce que la menstruation soit bien établie ; les études auxquelles on les astreint pour leur faire obtenir des brevets de premier et de second degré, le défaut d'exercice ont pour effet inévitable de nuire à leur développement corporel, et de leur créer une constitution chétive avec une santé chancelante. Aussi les voit-on presque toutes, non pas seulement dans les villes, mais dans les villages, pâles, étiolées, exsangues, se plaignant de gastralgie, d'étouffement, de palpitations; joignez à cela des leucorrhées abondantes succédant à une menstruation incolore, et voilà ce qui compose aujourd'hui le personnel des filles à marier? Oserait-on dire qu'elles sont dans des conditions favorables pour faire des nourrices ?

On est réellement effrayé quand on songe à l'union probable et malheureusement si fréquente de ces pauvres filles, presque sans vie, avec ces vieux célibataires qui, après avoir vécu d'une longue existence toute d'égoïsme, veulent faire « une fin » et ne sont en réalité que des édifices délabrés, non susceptibles de restauration. Quels enfants peuvent résulter de pareils mariages? Que seront, si l'on n'y met ordre, les générations futures? C'est à se demander s'il ne serait pas opportun de prononcer, à bref délai, la nullité du mariage pour vices rédhibitoires.

Très-sérieusement, le mode d'éducation pour les filles, l'enseignement creux qu'on leur donne, qui n'exerce guère que leur mémoire et qui hurle avec la nature, l'organisation et la destination de la femme ne produisent que des personnes chétives, très-peu propres aux fatigues de la maternité ; et malheureusement dans les devoirs qu'elles auront à remplir, elles ne peuvent pas toujours compter sur l'assistance de celui qu'elles auront choisi pour époux.

Vale !

LETTRE V

Clamecy, 20 juillet 1878.

A M. le directeur de l'Abeille médicale

MON CHER AMI,

Je me suis efforcé, dans mes dernières lettres, de démontrer combien le mode d'éducation auquel, indistinctement, on soumet aujourd'hui les jeunes filles était contraire à leur développement corporel, combien leur constitution physique avait à souffrir de ce travail pédagogique, auquel on les attelle pour leur faire obtenir un brevet qui, en cas d'adversité, leur serait moins profitable que le talent de bien tailler une robe, d'ajuster quelques chiffons en manière de chapeau, et moins utile surtout que l'art culinaire (1); et je demanderai surtout à tout homme de bonne foi comment cette détérioration physique de la femme que, sous l'inspiration de quelques lettrés,—la grande majorité des parents provoque comme à plaisir, — pouvait se concilier avec ce prétendu retour à l'allaitement maternel, dont on se félicite sur la

[1] Pendant que je faisais mes études médicales, un de mes amis, à l'entretien duquel sa famille avait peine à subvenir, entra comme précepteur chez l'un des principaux seigneurs de la finance; il y était traité avec distinction, et se réjouissait d'avoir été admis dans une aussi bonne maison, quand un matin, il eut gravement à se plaindre du valet de chambre dont il courut étourdiment réclamer le renvoi. «Je regrette profondément, lui répondit M. C L. l'alternative dans laquelle vous me mettez; j'étais content de vous, mais je puis facilement vous remplacer, tandis que j'aurais beaucoup de peine à retrouver un domestique comme celui dont je suis fâché que vous ayez eu à vous plaindre. A bon entendeur salut!

foi de chiffres sans valeur et de statistique sans contrôle. Dans la question grave dont il s'agit, il serait bien de ne parler que le langage du bon sens et de la raison, et de laisser de côté celui des chiffres avec lesquels, en sachant les grouper, on peut toujours, sans peine, parvenir à créer un mirage trompeur.

Avant d'aller plus loin, terminons l'examen du rapport de M. Devilliers. Si l'allaitement artificiel, dit l'honorable académicien, réussit dans quelques circonstances exceptionnelles, c'est quand il est associé à l'allaitement au sein ; ici, je ferai remarquer qu'il y a confusion de langage : si M. Devilliers veut dire que l'allaitement artificiel réussit exceptionnellement quand il succède à l'allaitement au sein, continué pendant six semaines ou deux mois, ainsi que le demande très-judicieusement M. Coudereau, je dirai que la réussite est la règle et non plus l'exception ; c'est, comme je l'ai avancé plus haut, un fait d'observation dont tous les praticiens, qui exercent dans les campagnes et dans les cités moyennes, pourraient rendre témoignage. Si M. le rapporteur baptise aussi du nom d'artificiel l'allaitement fait par une mère ou par une nourrice qui, n'ayant qu'insuffisamment du lait y supplécnt par du lait de vache, alors on peut affirmer, sans crainte de se tromper, que quatre-vingts allaitements sur cent sont artificiels.

L'allaitement artificiel réussit encore quelquefois, dit M. Devilliers, quand il est pratiqué au sein des familles (ce qui n'est nullement indispensable) à l'aide de lait de bonne qualité et dans des conditions hygiéniques convenables; cette opinion ne contredit en aucune façon celle du Conseil municipal de Paris, qui, par l'organe de M. le docteur Thulié; recommande précisément les mêmes précautions. Il n'en saurait être de même, ajoute l'honorable académicien, si cet allaitement était mis en usage dans une grande ville et dans des établissements spéciaux, où l'agglomération des enfants est une cause de maladie..... Mais qui donc a parlé de placer ces établissements rue aux Ours ou rue Saint-Séverin, ou même dans les faubourgs d'une grande cité? Qui donc a pensé à faire des agglomérations considérables d'enfants dans un local si vaste qu'il puisse être...... Si l'on eût donné satisfaction au vœu du Conseil municipal, il ne fût venu à l'idée d'aucun des membres qui le composent de créer un seul établissement d'allaitement artificiel, mais on en eût fait dix, vingt, trente, s'il eut fallu, dans la banlieue, c'est-à-dire à Vincennes, à Fontenay-sous-Bois, à Nogent, etc., etc.

La conclusion du rapport académique est qu'il vaudrait mieux que les sommes offertes par le Conseil municipal pour l'expérimentation dont il s'agit fussent réparties sous forme d'encouragements aux mères, légitimes ou ou non, qui nourrissent leurs enfants. Mais ces mères pauvres, on les attire dans les maisons riches pour allaiter les enfants d'autrui, et elles ne sont dotées ni du don d'ubiquité, ni de la faculté de se dédoubler. Ces secours, d'ailleurs, donneront-ils du lait aux femmes qui n'en ont pas? Et puis n'y a-t-il pas une foule de mères qui, pour mille causes diverses, sont dans l'impossibilité d'allaiter leurs enfants, et n'est-ce pas pour la Société une obligation, un devoir de conserver la vie à tous ces petits malheureux?

L'Académie de médecine, à laquelle M. le ministre a *fait l'honneur* de la consulter, a-t-elle bien sérieusement répondu à la question qui lui était posée? Une grande lumière a-t-elle jailli de la discussion, quelque peu tronquée, à laquelle elle s'est livrée? Il est certainement des personnes qui penseront que M. le Ministre eût mieux fait de ne s'inspirer que de lui-même.

« J'ai veu en mon temps, dit Montaigne, cent artisans,
» cent laboureurs plus sages que des recteurs de l'Uni-
» versité, et, selon le proverbe toscan, il ne fait bon être
» si subtil. »

Chi troppo s'assetiglia si scavezza

La question de l'expérimentation en grand de l'allaitement artificiel restant entière, je dois, avant de chercher à en établir les règles, revenir un instant sur la séance du 17 mai 1878 à l'Académie des sciences morales et politiques. M. Marjolin ayant déclaré que, selon lui, la suppression des tours avait eu pour fâcheux résultat l'augmentation des infanticides et surtout des avortements, M. F. Passy combattit chaleureusement cette opinion : les infanticides, dit-il, n'ont pas augmenté, et l'avortement n'a aucun rapport avec la fermeture des tours. Ces deux assertions sont l'une et l'autre erronées.

A. — Le nombre des infanticides n'a pas augmenté; c'est une erreur matérielle dont il est facile de saisir la cause. Oui, je le concède volontiers, les infanticides poursuivis ne sont pas plus nombreux ; mais il résulte clairement du rapport de M. Lacascade que le nombre des morts-nés n'a jamais été si considérable. Or, sous cette déclaration de morts-nés, il y a dissimulation de crimes adroitement commis; en second lieu, la démonstration bien évidente de l'infanticide n'étant pas toujours possible (1), il advient que les juges d'instruction, qui craignent l'acquittement aux assises, transforment le crime en délit, font juger en police correctionnelle, comme coupable d'infanticide par imprudence, la fille qui en est quitte pour quelques mois de prison.

B.— L'avortement selon M. Passy n'a aucune connexion avec la fermeture des tours ; il n'est pas toujours le résultat de la misère : et il ajoute que telle femme qui se fait avorter ne commettrait pas d'infanticide, si l'enfant arrivait à terme. – Je concède volontiers qu'une femme mariée qui, dans la crainte de voir s'accroître sa famille, pour dissimuler une infidélité, ou pour tout autre motif, cherche et réussit à se faire avorter, ne commettrait pas d'infanticide, si ces tentatives ayant échoué, l'enfant, continuant à vivre, arrivait à son terme. Il en est autrement de la fille qui, pour cacher sa faute, essaie d'en détruire le produit à quelqu' époque de la création qu'elle soit parvenue ; et je dis qu'en réalité, moins coupable que l'autre, elle ne tenterait que rarement de se faire avorter, et que, plus rarement encore, elle porterait une main criminelle sur son enfant naissant, si elle était sûre de trouver un asile où elle pourrait le déposer secrètement, avec l'arrière-pensée de le reprendre à une époque plus ou moins éloignée. L'avortement, chez les filles de nos jours, n'est qu'un expédient pour échapper à la honte publique, et non pas, comme chez les femmes romaines, une inspiration de la coquetterie, un moyen

(1) Il est difficile surtout quand une main criminelle a ôté la vie au fœtus, avant qu'il n'ait franchi la vulve.

de conserver la pureté des formes, ainsi que le reproche Ovide à sa maîtresse :

Scilicet ut careat rugarum crimine venter.
Sternetur pugnæ tristis arena tuæ.

A l'ouverture des tours, M. Passy préfère, non pas un impôt sur les célibataires, ce qui au moins serait très-rationnel ; mais la recherche de la paternité, mesure qui ne saurait trouver son application sérieuse que dans le cas où le séducteur, pour arriver à ses fins, aurait livré des promesses écrites, mais qui, presque toujours, exposerait d'honnêtes gens, voire même des académiciens, à se voir accuser par des filles perdues, d'être les auteurs d'enfants dont elles auraient grand'peine à désigner le véritable père.

Un autre partisan de la non réouverture des tours prétend que, depuis qu'ils ont fermés, le nombre des légitimations s'est accru dans une notable proportion ; ces légitimations plus multipliées me paraissent tenir à une autre cause. Tout le monde sait combien sont nombreuses, dans les grands centres, les unions illégitimes ; pour établir l'état civil des enfants qui en naissent et régulariser la position de leurs pères et mères, la Société de Saint François-Régis fait de grands efforts et y réussit au moyen d'importants sacrifices (1). On se demande ce que cet heureux résultat a de commun avec la fermeture des tours ??

De ce qui précède, il résulte :

1° Que le rétablissement des tours, loin d'être un acte immoral, est un devoir de la Société, intéressée à mettre un frein à ce gaspillage de la vie humaine, qui serait

(1) S'il y a plus de légitimations c'est que les efforts des membres de cette Société sont couronnés de plus de succès.

honteux chez des Hurons, et qui l'est surtout chez une nation qui se pique d'être arrivée à l'apogée de la civilisation ;

2° Que la réouverture des tours rendrait très-rares les avortements et les infanticides ;

3° Que, comme conséquence de cette mesure, il serait indispensable, urgent même, vu la rareté et le prix élevé des nourrices, de procéder, sans tarder, à l'expérimentation en grand de l'allaitement artificiel ; car il faut le répéter à satiété pour parvenir à se faire comprendre par les partisans quand même de la nourriture au sein, nos villages, jadis riches pépinières d'excellentes nourrices, n'ont plus, grâce à l'éducation à la mode que l'on octroie aux jeunes filles, que des Cynthies à mamelles plates et vides comme l'étaient celles des Cynthies de Catulle.

La réouverture des tours, une fois décidée, quelles précautions conviendra-t-il de prendre pour que ces petits êtres abandonnés qui y seront déposés, puissent à l'instant même recevoir tous les soins nécessaires ? Comment dirigera-t-on l'allaitement artificiel, auquel on les soumettra quand ils auront atteint l'âge de six semaines ou deux mois ? Comment élèvera-t-on les enfants jusqu'à la puberté ? Comment, arrivés à cet âge, les utilisera-t-on dans leur propre intérêt et pour le plus grand bien du pays ? Ce sont toutes questions auxquelles je tâcherai de répondre dans une très-prochaine communication.

LETTRE VI

Clamecy, 6 août 1878.

A M. le Rédacteur en chef de l'Abeille médicale,

Mon cher ami,

Le rétablissement des tours, je crois l'avoir démontré, ne présente aucun des inconvénients que l'on s'est plu à voir au microscope ; il répond, au contraire, à une nécessité sociale actuellement bien comprise par tous ceux qui ont pris la peine d'étudier sérieusement la question. A l'époque incontestablement néfaste de leur suppression, les motifs que l'on invoqua, non pour légitimer, mais pour excuser cette mesure, ne constituent pour celui qui les pèse aujourd'hui qu'un échafaudage de pièces mal assorties, sans lien, sans solidité, où la fiscalité joue un plus grand rôle que la raison, et l'on reconnaît au plus superficiel examen que les Conseils généraux qui en assumèrent la responsabilité aimèrent mieux trancher le nœud gordien qu'essayer de le dénouer.

Alphonse Karr écrivait, en 1853, (*nouv. Guêpes;* tome 2, p. 23,) « Partout où ces faux et féroces philanthropes » ont réussi soit à faire fermer les tours soit à en ôter le » mystère, il est arrivé qu'on a mis beaucoup moins d'en- » fants dans les tours, mais beaucoup plus dans les la- » trines, les égouts, les rivières, etc.; ce sera une honte » entre les autres pour ce pays et pour cette époque que » la question ait été agitée et surtout qu'elle l'ait été si » longtemps, *car je ne suppose pas un moment qu'elle* » *puisse être résolue contre les tours.* »

Alphonse Karr ne connaissait pas encore ce qu'il peut y avoir d'entraînement irréfléchi chez certains hommes qui tiennent à passer pour être tout confits en moralité.

Et il ajoutait : « Pour éviter l'infanticide et l'avorte-
» ment, il faudrait que ce fût le trompeur et non l'abusée
» sur qui tombât le déshonneur de l'abandon ; il faudrait
» qu'une fille abusée qui se dévouerait à élever, en tra-
» vaillant, la pauvre petite créature qu'elle mettrait au
» monde et à qui elle devrait servir de père et de mère
» ne fût pas humiliée, repoussée, chassée. »

Dans la séance du 27 décembre 1877 du Conseil d'administration de la Société protectrice de l'Enfance, M. le Dr Despaulx-Ader, qui la présidait, disait : « En attendant, que nous ayons fait de vraies mères, par une longue assitance morale et matérielle, il est un devoir qui incombe à l'État, c'est de se constituer le tuteur (et moi je dis le père) de tous les enfants abandonnés. Pénétrez-vous bien de cette vérité : les femmes et les filles qui bénéficieront de cette institution sont celles qui, devenues mères, recourraient à l'infanticide et à l'avortement pour éviter la misère et la honte. Ajoutons que l'infanticide moral, celui qui résulte du contact incessant avec une femme perverse fait au moins autant de victimes que l'infanticide matériel. »

Comme preuve de la nécessité de la réouverture des tours, je citerai ce qui s'est dit, le 22 août 1878, au Congrès des Sociétés protectrices de l'enfance.

M. Brochard dit que la suppression des tours est illégale et que des circulaires ministérielles ou des arrêtés préfectoraux ne pouvaient pas abroger le décret de 1811. Il déclare que les tours ne favorisent nullement l'immoralité. La fille ou la femme qui commettent une faute ne songent nullement aux tours ; que, depuis leur fermeture, il y a plus d'avortements, d'infanticides et de morts-nés qui ne sont pour la plupart que des infanticides déguisés. Depuis cette époque néfaste, les femmes ou les filles qui veulent faire disparaître leurs enfants les mettent chez certaines nourrices qui ont pour spécialité de les laisser mourir.

Pour donner une idée du nombre d'avortements qui se pratiquent dans les grandes villes, M. Brochard cite une lettre qu'un préfet adressa à M. Lafabrègue, directeur de l'hospice des enfants assistés :

« .... Dans mon département on pratique l'avorte-
» ment sur une vaste échelle ; on vient d'arrêter une sage-
» femme qui, en dix ans, n'avait fait que deux déclara-
» tions de naissances d'enfants naturels, et vivait, bien
» qu'on ne lui connût ni fortune ni clientèle, sur le pied
» de quinze mille livres de rentes. Elle n'est pas la seule,
» ajoute le préfet, je lui sais quatre à cinq concurrentes. »

La prétendue diminution de la mortalité chez les enfants laissés aux filles-mères comparativement à la mortalité des enfants confiés aux tours ne signifie rien, parce que l'inspection départementale ne compte pas les décès des enfants qui meurent avant d'être assistés et ce sont les plus nombreux, puisque les formalités pour admettre un enfant au secours exigent toujours un délai de quinze jours ou de trois semaines ; or tous ces enfants mourant dans la première semaine avant d'être assistés, on ne les compte pas.

La suppression des tours n'a diminué ni les expositions

ni les abandons. Les statistiques à cet égard sont complètement fausses. En voici un exemple : En 1874, le Parquet de Paris n'a enregistré que quatre expositions d'enfants, quand, dans le cours de la même année, 51 nouveaux-nés, exposés dans la rue, ont été apportés à l'hospice de la rue d'Enfer. Un grand nombre de filles-mères se servent du secours qu'on leur donne pour mettre leurs enfants chez des nourrices au rabais; puis elles déménagent, on perd leur trace et leurs enfants sont des enfants abandonnés qu'on ne compte pas.

Sans aucun doute, le rétablissement des tours et la création de maisons d'allaitement artificiel seront une charge pour l'État; mais cet argent qu'on dépenserait pour élever des hommes a-t-il un meilleur emploi lorsque, pour des motifs fort discutables et souvent futiles, on les prodigue pour envoyer des milliers de jeunes gens se faire tuer en symétrie sur un champ de bataille? Et puis, je le répète, pour atténuer la dépense qui résulterait de la réouverture des tours, n'est-il pas un moyen légitime et rationnel qui consisterait à établir sur les célibataires un impôt progressif qui s'attaquerait surtout à la cote mobilière ?

Vale !

LETTRE VII.

Clamecy, le 13 août 1878.

A M. le directeur de l'Abeille médicale,

MON CHER AMI,

La rareté, le prix élevé des nourrices ne permet plus maintenant de rouvrir les tours dans les conditions d'allures assez défectueuses où ils se trouvaient lors de leur fermeture, mais, je me hâte de le dire, il n'y a guère lieu de regretter le concours de ce personnel de mercenaires qui, pour la plupart sans conscience et sans scrupule, trompaient l'administration en ne s'intéressant que peu ou point à cette foule de petits êtres qu'on leur confiait et que l'assistance publique, plus parcimonieuse que bien avisée, ne sut jamais bien faire surveiller ni par ses inspecteurs, souvent assez mal choisis ni par ses médecins auxquels elle n'allouait qu'une dérisoire rémunération...

L'allaitement artificiel, succédant après cinq ou six semaines à l'allaitement au sein, est, en le dirigeant avec soin, la seule méthode à suivre, après la réouverture des tours, pour conserver au pays cette masse de citoyens en herbe que la misère, la séduction, l'erreur et l'inconduite mettent à la charge de la charité publique.

Voici, à quelques modifications près, dont l'usage indiquerait l'utilité, comment ce système nouveau pourrait fonctionner. Dans le voisinage plus ou moins rapproché de chaque chef-lieu d'arrondissement, une maison serait destinée à recevoir les enfants abandonnés ; une entrée particulière mènerait à une chambre faiblement éclairée, chauffée l'hiver, dans laquelle se trouveraient un berceau et une couverture de laine, précaution essentielle pour conjurer le danger du sclérême des nouveaux-nés; la porte de cette chambre, en s'ouvrant, mettrait en mouvement le fil d'une sonnette placée dans la cellule de la religieuse ou de l'infirmière de service, lesquelles se rendraient aussitôt auprès du pauvre abandonné pour lui donner tous les soins nécessaires. Ces soins préliminaires consisteraient à le laver, le réchauffer, le bien vêtir; à lui donner de l'eau miellée tiède pour favoriser l'évacuation du méconium, si la naissance ne semblait dater que de quelques heures, où simplement de l'eau sucrée tiède si elle paraissait remonter à plusieurs jours.

Avant d'habiller l'enfant, il serait expressément recommandé d'examiner minutieusement toute la surface de son corps, afin de noter, s'il y avait lieu, les signes particuliers, les vices de conformation et surtout les blessures si légères qu'elles fussent, qui pourraient s'y rencontrer. — On devrait de même constater la nature, la qualité, la marque des vêtements; puis toutes ces vérifications faites et consignées sur un registre *ad hoc*, ainsi que la date et l'heure du dépôt, on placerait au cou de l'enfant un collier portant un numéro correspondant à celui de l'inscription sur le registre, et on le confierait immédiatement à la nourrice sédentaire dont il va bientôt être question. — Dans les vingt-quatre heures qui suivraient le dépôt, l'enfant serait, par le baptême, mis sous la protection de celui qui a dit : *sinite pueros venire ad me*, de Celui, qui, plus indulgent que les pharisiens de son temps et que ceux de nos jours, a pardonné à la femme pécheresse: « *Remittus tibi peccata*. 8. Luc, chap. VII, verset

47. » Dans ce même ordre d'idées, l'enfant devrait avoir pour marraine une des dames patronnesses de l'établissement et pour nom celui du saint inscrit au calendrier le jour du dépôt, ce qui dans certains cas pourrait être un important moyen de contrôle.

Les maisons de dépôt pour les enfants abandonnés auraient pour annexe un établissement d'allaitement artificiel et seraient plus ou moins nombreuses selon l'importance des localités. Les conseils d'hygiène décideraient du choix de leur emplacement. Dans un corps de logis distinct, les bureaux de bienfaisance moyennant une indemnité mensuelle dont le taux serait débattu à l'amiable, pourraient faire admettre les enfants des femmes pauvres qui, par divers motifs, ne peuvent ni les allaiter, ni les mettre en nourrice, autant que possible, et, grâce à des secours pécuniaires qui leur seraient donnés, on ferait en sorte de ne prononcer les admissions que quand le poupon serait déjà assez fort pour pouvoir être soumis immédiatement à l'allaitement artificiel, c'est-à-dire lorsque déjà, pendant six semaines ou deux mois, il aurait tété le lait de sa mère ; celle-ci aurait chaque semaine la permission de le visiter. Ce serait ainsi que la société viendrait fructueusement en aide à ces malheureux que la misère réduit si souvent au désespoir, et les porte, dans un instant de délire, soit à les exposer, soit à s'asphyxier avec eux.

Pour les établissements dont il s'agit, point ne serait besoin de constructions élégantes, le luxe architectural en serait sévèrement banni; car il a pour double inconvénient d'occasionner d'inutiles dépenses et de faire avec la pauvreté un pénible contraste. — L'air, l'espace et toutes les conditions désirables de salubrité, telles devraient être les seules conditions à rechercher. — Les chambres pouvant contenir cinq à six berceaux, nombre maximum, qu'une nourrice serait appelée à surveiller, s'ouvriraient d'un côté sur un enclos ou sur la campagne, et de l'autre sur un préau couvert et clos à volonté sous lequel, en tout temps, en toute saison, on pourrait promener les poupons : il va sans dire que le tout serait chauffé au moyen d'un calorifère.

A l'ouverture des tours on s'assurerait de nourrices sédentaires chargées de donner le sein aux enfants qui y seraient déposés. Cet allaitement durerait six semaines à deux mois, au bout desquels le nourrisson. dès lors soumis à l'allaitement artificiel, serait remplacé par un second, puis par un troisième, de telle sorte que la même femme, arrivant ainsi à compléter sa petite chambrée, aurait à la fois un enfant à la mamelle et quatre ou cinq poupons au biberon.

Les nourrices ne seraient admises que sur la présentation d'un certificat du maire, attestant leur moralité, et sur l'avis d'un médecin déclarant qu'elles ont du lait en quantité suffisante et qu'elles ne sont atteintes ni de maladies contagieuses, ni d'affection organique grave. On exigerait qu'elles aient nourri leurs propres enfants pendant huit à dix mois. On accepterait de préférence celles qui, les ayant perdu en très-bas âge, pourraient par cela même rendre de plus longs services à l'établissement. J'estime également que les filles dont la faute ne serait pas péché d'habitude pourraient être admises comme nourrices. Le salaire mensuel de ces femmes serait convenablement rémunérateur en le fixant à 30 francs, lesquels se capitalisant tous les trois mois, leur permettraient de toucher à leur départ, c'est-à-dire après dix-huit mois de séjour dans l'établissement, la somme de 558 francs, laquelle serait augmentée par une prime qui, selon le zèle et le dévouement dont elles auraient fait preuve pendant la durée de leur service, varierait de 40 à 80 francs. Surveillées et traitées avec égard par le personnel dirigeant la maison et par les dames patronnesses, les nourrices auraient un régime alimentaire calqué à peu près sur celui auquel elles sont habituées dans leur ménage; le changement brusque d'alimentation diminue souvent et arrête même complètement la sécrétion lactée chez un bon nombre de femmes.

Les dames patronnesses. — Le nombre de ces dames varierait selon l'importance des arrondissements. Leur service consisterait à aller à tour de rôle faire chaque jour une visite dans l'établissement, mais à des heures différentes, de telle sorte que, le moment de leur arrivée n'étant jamais prévu, elles seraient mieux à même de constater les irrégularités du service et les infractions au règlement. Elles auraient aussi pour mission de recueillir chez leurs amies les vêtements hors d'usage avec lesquels elles habilleraient ou feraient habiller les enfants placés sous leur surveillance.

Vale !

LETTRE VIII

Clamecy, 20 *août* 1878.

A M. le directeur de l'Abeille médicale

MON CHER AMI,

L'enfant déposé au tour, après quarante-deux ou cinquante jours de nourriture au sein, serait soumis alors à l'allaitement artificiel, ou à celui qui se fait directement par les femelles des animaux. Les femelles mammifères auxquelles on a recours sont les chèvres et les ânesses; mais l'indocilité de ce dernier animal et la difficulté qu'éprouve l'enfant à prendre sa mamelle est cause que malgré la plus grande analogie de son lait avec celui de la femme, on lui préfère la chèvre pour l'allaitement direct. La grosseur et la forme de ses trayons que la bouche de l'enfant peut saisir sans peine, la douceur de cet animal, la facilité avec laquelle on le façonne à présenter sa mamelle à l'enfant, l'attachement qu'elle est susceptible de contracter pour son petit adopté, motivent cette préférence. On doit, ajoutent les auteurs, prendre de grandes précautions au début, afin de garantir les enfants des accidents auxquels les exposerait la pétulance de cette nourrice; il convient aussi de faire choix de chèvres à poils longs, touffus et longs; leur lait contient moins d'acide hircique et leur caractère est plus doux que celui de la chèvre brune. Ce mode d'allaitement pourrait presque être exclusivement adopté dans beaucoup de départements du Midi; dans tous les autres, il serait bien d'avoir aussi des chèvres dressées, dont on ferait prendre les trayons aux enfants chez lesquels une dentition laborieuse ou l'usage du lait de vache, plus ou moins altéré dans sa composition, auraient porté un grand trouble dans les fonctions digestives. Une chèvre fournissant en vingt-quatre heures, de trois à quatre litres de lait, pourrait servir à alimenter trois ou quatre enfants.

L'allaitement artificiel, proprement dit, se fait au petit pot ou à l'aide du biberon. Le premier moyen est détestable, et tous les auteurs sont unanimes pour en proscrire l'emploi : il consiste à verser dans la bouche de l'enfant, avec une cuiller une timbale ou une téterelle, le lait qu'il avale sans avoir besoin d'exercer de succion. Cette manière de faire est très-usitée dans certains départements du Nord, dans le Calvados surtout, où l'on désigne sous le même mot les deux modes d'allaitement artificiel; et cette confusion de langage a beaucoup contribué à jeter la défaveur sur le biberon, qui est fort innocent des accidents qu'avec juste raison, on reproche au petit pot.

Il s'en faut toutefois que le choix du biberon soit indifférent, comme plusieurs personnes semblent le croire ; celui dont il convient de se servir doit être terminé par un bout olivaire très-souple et percé de très-petites ouvertures, de telle sorte que, pour en exprimer le lait, l'enfant soit incessamment obligé d'exercer une succion, laquelle a pour effet de mettre en action les glandes salivaires, et de mêler ainsi au lait un liquide qui en empêche la rapide coagulation, et qui a, de plus, l'immense avantage d'opérer chez l'enfant, comme plus tard chez l'adulte, cette première digestion buccale qui est une préparation essentielle pour le travail de l'estomac et de l'intestin. Avec un bout olivaire percé de larges trous, on retombe dans les inconvénients de la timbale et de la cuiller.

Vale !

LETTRE IX.

Clamecy, le 27 août 1878.

A M. le Directeur de l'Abeille médicale.

MON CHER AMI,

Le biberon et ses annexes doivent être entretenus avec la plus scrupuleuse propreté ; il faut, immédiatement après s'en être servi, les laver avec une minutieuse précaution; maintes fois, en présence de négligences que j'avais peine à vaincre, il m'est arrivé de revenir à la fiole à médecine, dans le goulot de laquelle on introduit, avec une certaine pression, un morceau d'éponge fine que l'on recouvre d'un linge fin fixé lui-même par un fil. Avec ce simple appareil, on parvient plus sûrement à l'exécution des soins de propreté ; aussitôt que l'enfant a bu, rien de plus simple que de le défaire et de laver aussitôt la fiole, l'éponge et le linge.

Si, dans l'allaitement artificiel, de sérieux inconvénients peuvent résulter de l'inobservance des soins de propreté, il en est de beaucoup plus graves qu'il serait injuste de lui imputer, et qui résultent de préjugés absurdes, de théories ridicules qu'entretiennent les sages-femmes, les matrones de villages, autrement dites bonnes mères, et sur lesquels, il faut bien le dire, beaucoup de médecins n'ont pas assez pris la peine de réfléchir ; ils ont lu dans de graves auteurs certaines prescriptions relatives à l'allaitement artificiel, ils s'y tiennent, ils les répètent, tant la routine a de puissance même sur les esprits distingués ! !....

« Le lait de vache, dit Cazeaux, étant trop riche pour

un enfant qui vient de naître, il faut en atténuer les qualités nutritives en le coupant avec une décoction d'orge, de mie de pain, (1) de gruau ou de riz légèrement sucré.» Il suffit de s'être fait présenter dans les villages et même dans les villes ces horribles décoctions, épaisses, jaunes et filantes, pour en avoir une sainte horreur; il suffit de les avoir goûtées pour comprendre la révolte de l'estomac des enfants contre le lait que l'on a sali et corrompu avec elles; au dégout qu'inspire leur aspect, il faut ajouter la propriété qu'elles ont de hâter la fermentation du lait pendant l'été et même l'hiver, si on les dépose dans une chambre habitée et chaude. Tout cela considéré, on se demande s'il est bien légitime de rendre l'allaitement artificiel responsable des dangers d'une alimentation si mal comprise. Combien de fois ne m'est-il pas arrivé de voir des vomissements rebelles cesser aussitôt qu'à ces dégoûtantes décoctions on substituait du lait pur; com-

(1) Léonie Cointe de Sens confiait le 25 juillet dernier aux soins de la femme Brière un enfant âgé de quelques jours seulement qui mourut le 8 août. Une enquête constata que la femme Brière âgée de 60 ans ne donnait à ce pauvre petit être que de l'eau panée. Accusée d'homicide par imprudence, elle a été condamnée à huit jours de prison. Cette femme Brière n'en était certainement pas à son début d'allaitement artificiel insuffisant. Il eut été intéressant de rechercher de combien de morts d'enfant elle s'est rendue coupable dans sa longue carrière de nourrice sèche.

Journal de l'Yonne, 31 août.

J'ai cité cet exemple par ce qu'il est d'hier, sans beaucoup d'efforts de mémoire, il me serait facile d'en signaler beaucoup d'autres.

bien de fois n'ai-je pas vu renaître, avec le lait pur, de pauvres babys auxquels une tendresse peu éclairée ne donnait pour aliment que quelques cuillerées de lait noyé dans un déluge d'eau, ou des décoctions de mie de pain.

La qualité nutritive de ces mélanges est en effet presque nulle : pour s'en convaincre, il suffit de jeter un coup d'œil sur le tableau ci-dessous de la composition du lait :

	VACHE	FEMME	CHÈVRE	ANESSE
Eau........	87,4	88,9	87	90,0
Beurre............	4	2,6	4,5	4,4
Sucre de lait et sels insolubles...	5	4,9	4.5	6,4
Caseum, albumine, sels insolubles	2,6	3,6	9	4,7

Il convient, dit Cazeaux, de couper le lait de vache : Pendant la première semaine avec *trois quarts* d'eau ou des décoctions ci-dessus.

Pendant les trois semaines qui suivent, avec *moitié*.

Puis à partir de là, jusqu'au sixième mois, avec le *quart*.

Ainsi, pendant la première semaine, un poupon qui boit cent grammes de ces mélanges n'avale, en réalité, que 25 grammes de lait, c'est-à-dire moins de deux cuillerées à bouche, ration très-insuffisante pour un chien naissant de la plus petite espèce ; et ce qui est pire peut-être, il n'en boit guère que 50 à 75 grammes pendant les trois semaines qui suivent ; c'est un régime d'inanition, c'est vraiment insensé, c'est l'alimentation à doses homéopathiques. Un adulte peut, comme le fit Lessins tenter plus ou moins impunément sur lui-même l'alimentation à petite dose, prendre par jour 373 grammes d'aliment solide et 434 de boisson; mais il trouvera peu d'imitateurs. Lessins et après lui Cornaro avaient oublié l'aphorisme d'Hippocrate : *Sanis periculosiorem esse tenuem victus rationem, quam pleniorem.*

Puis, après les prescriptions irrationnelles, viennent les conseils timides et vagues. « Il faut, dit Desormeaux, sucrer légèrement les boissons des enfants, bien que le sucre n'ait pas les propriétés échauffantes que lui prêtent les bonnes femmes, il faut en user avec modération, car il ne se digère pas toujours facilement. J'ai vu, dit-il, des enfants faibles qui rendaient, sans leur avoir fait subir aucune élaboration, *l'eau sucrée* et les solutions gommeuses ou amylacées qu'on leur donnait à boire. »

Pourquoi même ne pas proscrire le sucre et ajouter au lait de vache un élément que ne contient pas le lait de femme ?

Desormeaux conseille, chez les enfants faibles, de couper le lait de vache avec de l'eau de poulet ou un liquide chargé des substances animales que, dans quelques cas, l'estomac des enfants supporte mieux que le lait. C'est là un fait d'expérience qui s'applique à des cas particuliers et qui ne saurait être généralisé.

Et ce sont là les seuls préceptes qui ont cours aujourd'hui pour l'allaitement artificiel; n'est-il pas mille fois désirable que, conformément à la demande du Conseil municipal de Paris, il soit fait, de ce mode d'allaitement, une étude sérieuse dont profiteraient toutes les personnes qui, par un motif quelconque, sont obligées de l'appliquer à leurs enfants ?

Le lait que l'on présente à l'enfant doit, autant que

possible, être vivant encore, c'est-à-dire sortant du pis de la vache; quand on ne peut se le procurer que refroidi, il convient de le faire tiédir au bain-marie, la décoction le détériore en modifiant ses principes constitutifs. Mais, demande-t-on souvent, peut-on employer indifféremment le lait de vache ou le lait de chèvre? Je réponds non, sans hésiter; le lait de chèvre, pris par l'enfant au pis de l'animal, s'assimule très-bien; mais, eu égard à la quantité considérable de caséum qu'il renferme, il se détériore plus vite que le lait de vache, quand, même au bain-marie, on veut le ramener à une température d'environ 48 degrés.

Pour se procurer, dans chaque maison d'allaitement artificiel, la quantité nécessaire de lait de vache vivant, je pense qu'il serait facile aux administrations qui les dirigeraient d'y parvenir, en concluant, avec un fermier voisin, un marché par lequel celui-ci, moyennant un prix convenu, enverrait quatre fois dans la journée une ou plusieurs vaches à l'établissement; le lait qu'elles fourniraient serait incontinent distribué aux enfants avec cette simple précaution de donner autant que possible à chacun d'eux le lait de la même vache; celle-ci pouvant, dans les vingt-quatre heures, fournir douze litres de lait, et un enfant en consommant environ un litre et demi, le même animal alimenterait ainsi deux chambrées.

La nourriture au lait exclusivement serait continuée jusqu'au onzième et douzième mois, et plus, si certains accidents de dentition forçaient à le faire; à ce moment seulement, on commencerait à soumettre l'enfant à l'usage de petites soupes au pain, à la fécule, au riz.

Si l'expérimentation en grand de l'allaitement artificiel ne devait avoir pour résultat que de vulgariser la manière méthodique avec laquelle il doit se pratiquer, ce serait déjà un grand service dont l'humanité lui serait redevable; mais il en rendrait un plus grand encore en dissipant peu à peu cette nuée de préjugés imbéciles qui révoltent la raison et auxquels, en dépit des leçons du bon sens, se cramponne la routine des commères, voire même de certaines femmes qui, bien que placées dans une situation élevée, conservent néanmoins une foi aveugle dans les enseignements de leur nourrice.

Zacutus Lusitanus, après avoir lu l'ouvrage de Primerose : *De vulgi erroribus in medicinâ*, recommandait chaudement à Jansonnius l'impression prompte de cet excellent livre :

— Ne la remettez pas à demain, lui disait-il, tous les hommes instruits l'attendent avec impatience et le recevront avec bonheur. — « *Eia! age, mi Jansonni, eum ex tempore prælo committe, ne recrastines, nullus emunctæ naris vir hunc salutiferum partum torvè spectabit, sed in doctorum amplexu semper erit delitio et ornamento.*

Quel dommage que Primerose n'ait qu'effleuré l'hygiène de l'enfance et n'ait pas combattu *in extenso* les erreurs qui foisonnent et ont cours à ce sujet. Pour tout observateur quelque peu attentif, il est incontestable qu'il faut en grande partie attribuer aux vieilles traditions de la sottise la mortalité des enfants dans le premier âge.

La santé de l'enfant dépend beaucoup, sans aucun doute, des soins de propreté dont il convient de l'entourer. Le précepte d'Hippocrate :— *circà ægros omnia munda esse debere* — est surtout de rigueur pour la première enfance, mais il est loin d'être observé, je ne dis pas scrupuleusement, mais même de loin. — Il n'est pas rare de rencontrer à la campagne, même à la ville, dans des maisons où l'intelligence n'est pas entrée avec la fortune, des femmes qui se reprocheraient comme une faute de changer, la nuit, les langes de leurs enfants et qui les laissent ainsi pendant huit ou dix heures consécutives macérer dans l'urine et dans les matières fécales. *Linteas sæpiùs ægris et infantibus permutare piaculum plebi esse debere videatur*; il y a plus, on en trouve encore qui ayant pour leurs nourrissons une véritable horreur de l'eau, se dispensent de les laver et, n'usant ni d'eau ni d'éponges, se contentent pour enlever l'ordure qui les souillent de les essuyer avec un bout de lange non moins maculé sur lequel, en guise d'eau et de cosmétique, elles se contentent de cracher. Ce ne sont pas seulement les langes de toile qu'il faut blanchir aussitôt qu'ils ont été salis, mais ceux de laine qui, sans cela, contractent une odeur repoussante, laquelle se mêle à l'air que respire le baby, au grand préjudice de sa santé. Les anciens qui ne connaissaient pas l'emploi de la toile faisaient grand usage du bain et des frictions, deux moyens puissants pour favoriser les fonctions de la peau; on ne saurait trop le recommander aux parents, les frictions douces avec la main sont très-utiles pour réchauffer leurs membres souvent glacés.

Presque dans toutes les familles les enfants sont dans leurs couchettes entourées de rideaux épais hermétiquement fermés; il n'est pas rare qu'à cette précaution contre le froid on ajoute celle de leur couvrir la figure avec une gaze ou même avec une serviette, ce qui est en même temps un moyen de gêner la respiration et de vicier l'air.

Les chambres où l'on tient les nouveaux-nés sont souvent très-loin de présenter toutes les conditions hygiéniques désirables; elles sont quelquefois très-humides, très-froides; elles manquent des moyens d'aération. Pendant l'été, ce sont parfois de véritables étuves, pendant l'hiver, des étuves.

Beaucoup de nourrices, pour ne pas se déranger la nuit, placent leur nourrissons près d'elles, dans leur propre lit, et les étouffent, non pas comme le font les singes, en les embrassant, mais en se laissant rouler sur elles, quand elles sont profondément endormies.

Les nécessités du ménage, le besoin d'aller laver à une fontaine plus ou moins éloignée font que certaines femmes abandonnent leurs nourrissons seuls dans leur berceau, sans se méfier des animaux domestiques.

En 1828, j'ai vu à la clinique de Dupuytren une malheureuse pleurant à chaudes larmes et montrant un baby auquel un chat venait de dévorer les doigts des deux mains.

L'habitude, pour provoquer le sommeil des enfants, de les bercer, de les dodeliner dans une couchette boiteuse, dont l'agitation continuelle et monotone finit par causer une sorte d'hypnotisme, s'observe presque partout et se perpétue malgré les avis des médecins sages qui en signalent les inconvénients et vainement en proscrivent l'emploi.

Que dirai-je des soins de la tête et de la niaise crédulité des personnes qui regardent comme essentiel à la santé de l'enfant la crasse, les croûtes et les poux qui y pullulent, rien, sinon que M. Donné est dans l'erreur lorsqu'il déclare dans son excellent ouvrage (*Conseils aux mères*) que les lumières ont fait justice de ces absurdes préjugés ; elles ne sont pas encore répandues avec autant de profusion qu'il semble le croire.

Voilà certes, sur la manière de soigner et d'élever les enfants, des préjugés bien fâcheux, mais malheureusement très-solidement enracinés. Avec le temps, les établissements d'allaitement artificiel parviendront à les saper et à les détruire, ainsi que tous ceux dont il eut été fastidieux d'écrire la longue énumération, et cela par cette raison inéluctable que l'exemple agit plus efficacement que les conseils :

Segnius irritant animos dimissa per aures
Quamquæ sunt oculis subjecta fidelibus.

Il est encore sur l'allaitement naturel des préjugés dont il est bon de faire immédiatement justice, car avec certaines idées qui ont encore cours, on pourrait avoir quelque peine à se procurer des nourrices dans les établissements d'allaitement artificiel où, comme je l'ai dit plus haut, les enfants recevraient d'abord, et pendant plusieurs semaines, la nourriture au sein.

Vale !

LETTRE X

Clamecy, 3 septembre 1878.

A M. le directeur de l'Abeille médicale

MON CHER AMI,

Quelques auteurs modernes condamnent l'acceptation de nourrices dont le lait est vieux.

MM. Depaul et Donné ne conseilleraient pas à leurs clientes de prendre à leur service une femme qui aurait nourri son enfant pendant plus de quatre à cinq mois. Cette opinion, professée par plusieurs accoucheurs en renom, me paraît, n'en déplaise à leur haute autorité, devoir être rangée parmi les erreurs. — S'il me fallait citer les nourrices dont le lait, quand on les a prises, avait plus de quinze à dix-huit mois et qui ont élevé de magnifiques babys, je n'aurais que l'embarras du choix; je pourrais appuyer mon avis sur l'expérience de nombreux confrères. Je me contenterai de rapporter l'opinion de Primerose: *Nobiles mulieres quæ tædia nutritionis ferre nolunt ex consilio interdum medicorum eas nutrices rejiciunt quæ lac vetustum habent, id est quæ per longum tempus annum scilicet unum vel alterum lactaverunt. Hallucinare censeo eos omnes qui lac vetustum ullum esse credunt, cum singulis diebus novum et recens nutricum mammæ suppeditent.* Il faut ajouter que la sécrétion des mamelles peut s'arrêter par une foule de causes qu'il serait trop long d'énumérer. Tout ce qu'il convient d'ajouter, c'est que j'ai vu un grand nombre de femmes chez lesquelles les seins ont fourni de très-bon lait pendant plusieurs années, deux ou trois ans, par exemple. — J'ai connu une dame qui donnait encore à téter à sa fille, âgée de cinq ans.

Donné, dont le livre devrait être le bréviaire de toutes les mères, se trompe, je crois, lorsqu'il recommande pour le régime des enfants l'usage d'espèces de soupes que l'on prépare avec du pain et de l'eau rougie, légèrement sucrée.

Il consacre par son autorité un usage très-commun dans les campagnes. Cette alimentation surtout quand le vin est de mauvaise qualité et trop nouveau, excite le tube intestinal et détermine soit de la diarrhée soit une constipation rebelle très fâcheuse, surtout au moment de la dentition.

Une des erreurs populaires les plus préjudiciables aux enfants en bas-âge, c'est l'habitude des gens de la campagne d'aller avec confiance demander des conseils à ce qu'ils appellent de bonnes mères, à des sages-femmes, souvent aussi ignorantes que les bonnes mères, ou à des religieuses qui, avec les meilleures intentions du monde, (on sait que l'Enfer en est pavé!) se prêtent à faire la médecine avec une bonne volonté qui hélas! ne tient pas lieu de talent; il n'est pas indifférent de prendre une scarlatine pour une rougeole, de donner une toux croupale pour une simple lasyngite, une pneumonie pour une bronchite; il n'est pas indifférent, dans une fièvre éruptive, de tenir le malade dans un appartement frais ou de l'enfouir sous des édredons. Ce qu'on appelle variole noire, ce n'est en réalité qu'une petite vérole confluente dont on a excité l'éruption par des boissons ultra-diaphorétiques et en tenant dans une sorte d'étuve le corps du pauvre patient. Sydenham, l'Hippocrate anglais, vivait au milieu du XVIIe siècle, et à la fin du XVIIIe les sages préceptes qu'il a formulés ne sont pas encore vulgarisés ; il n'est pas indifférent de donner un remède insignifiant et de s'en tenir à une dangereuse expectation, quand parfois il serait si important d'agir sans retard. Et ce qu'il y a de vraiment incroyable, c'est l'innocence naïve avec laquelle les bonnes Sœurs se croient, par la vertu de leur lettre d'obédience, appelées à exercer un art qu'elles n'ont pas appris, ce qu'elles ne font que trop souvent.

Il est aussi des curés qui se croient des Galiens parce qu'ils ont lu quelque vieux bouquin rejeté de la bibliothèque d'un médecin instruit et vendu à l'épicier pour être, selon son mérite, converti en cornets à poivre.

Tous les curés n'ont pas le bon sens et l'esprit d'un ancien doyen de V**, l'abbé Q..., qui ayant étudié la médecine pendant un an ou deux, se contentait de prescrire à ses malades des tisanes, du pediluves, et qui, aussitôt que le mal lui semblait prendre une tournure grave, les pressait d'envoyer chercher le médecin.

Une vieille demoiselle dont la jeunesse avait, disait-on, été un peu orageuse, était venue le consulter et tenait à avoir son avis sur un mal qui lui était survenu au sein.

— Ah ! mademoiselle, sur ces maux-là je suis tout-à-fait incompétent ; allez trouver votre médecin.

— Mais c'est si pénible de se faire voir !.......

— Allez-y, mademoiselle, il est des affections qu'on ne peut guérir que quand on ne tarde pas trop à les combattre.

— Mais vous comprenez, monsieur, combien......!

— Eh ! mon Dieu, mademoiselle, ne faites donc pas tant de façons ! Et il ajouta, en se rendant coupable d'un calembourg un peu égrillard : Allez donc ! vous n'avez rien à craindre, il y a dans le calendrier bien des *Saints* qu'on ne fête plus !

Il existe encore une chose que je ne saurais passer sous silence, c'est l'ignorance où sont les gens du monde et même beaucoup de médecins, des phases diverses de la dentition. On lit dans des livres copiés les uns sur les autres et l'on répète qu'il y a deux dentitions, quand, en réalité, il en faut compter quatre. Capuron appelle « troisième dentition » l'éruption des dernières grosses molaires, dites *dents de sagesse*.

Quiconque veut étudier la nature et ne pas toujours juger *ex verbo magistri*, car le maître peut se tromper, reconnaît bien vite qu'il y a quatre dentitions :

La 1re qui se fait des quatrième aux quinzième et dix-huitième mois : dents de lait, 20.

La 2me qui commence de trois ans et demi à quatre ans et qui donne lieu à la naissance de quatre nouvelles dents, — 24.

La 3me qu'on observe de sept à douze ans et qui consiste dans l'apparition de quatre autres grosses molaires, — 28 dents.

La 4me, celle de Capuron, qui donne lieu à la sortie des quatre dents de sagesse. Elle varie dans son apparition de plus de dix-huit ans à quarante.

Je n'ai pas à parler de cette dernière ; mais les trois premières peuvent donner lieu à de sérieux accidents. Les maladies dont la dentition est la cause occasionnelle sont très-nombreuses ; la plus bénigne de toutes est la diarrhée ; les autres sont, par ordre de gravité, la bronchite, l'ophthalmie, la congestion cérébrale, les convulsions, la meningo-céphalite.

Les personnes chargées des soins de l'enfance doivent être très en garde contre les accidents que l'évolution dentaire peut occasionner aux différents âges sus-indiqués. L'étourderie à cet égard ou l'ignorance peuvent donner lieu à des erreurs fâcheuses de diagnostic et de traitement.

On observerait religieusement, dans ces maisons, les règles hygiéniques qu'il est important de suivre pendant le premier âge : une grande propreté des vêtements et de la literie, l'aération des chambres, des lotions fréquentes, des bains et des promenades, soit dans des préaux couverts, soit dans des cours sablées et plantées d'arbres.

Une surveillance active empêcherait l'emploi de l'opium, dont les nourrices, *même chèrement gagées*, se servent trop souvent pour donner la nuit du sommeil à leurs poupons. C'est un médicament dangereux, surtout chez les petits enfants; il a pour effet, à l'époque de la dentition, de causer des constipations rebelles quand, dans cette période difficile de l'enfance, un flux diarrhétique normal met à l'abri des bronchites graves, des ophthalmies sérieuses et surtout des convulsions.

La vaccination ne se pratiquerait, à moins d'imminence d'épidémie, que vers la fin du troisième mois; on inscrirait sur le registre matricule les dates et le résultat de l'opération.

Grâce aux précautions que je viens d'indiquer, l'allaitement artificiel rendrait à la société d'immenses services, et, si je ne craignais d'allonger indéfiniment ce mémoire, je pourrais citer un grand nombre de familles où, après quelques semaines de nourriture au sein, quatre, cinq et jusqu'à sept enfants ont été soumis avec un plein succès à l'allaitement artificiel; j'étendrais surtout cette longue énumération si je voulais emprunter à mes confrères tous les faits de ce genre qu'ils ont eux-mêmes recueillis. Dans un prochain et dernier article, j'indiquerai comment il conviendrait d'élever ces enfants de 2 à 6 ans, de 6 à 12, de 12 à 18, époque à laquelle, grâce à l'éducation solide qu'ils auraient reçue, ils deviendraient des citoyens utiles et sérieux.

Je terminais cette lettre quand les secrétaires d'État venaient d'adresser aux préfets une circulaire pour leur communiquer le rapport de M. Bérenger sur le rétablissement des tours; il leur recommande de consulter les Conseils généraux sur l'opportunité de leur réouverture. Si la majorité de ces Conseils se prononce pour l'affirmative, le gouvernement présentera aux Chambres un projet de loi ayant pour base les conclusions du rapport de M. Bérenger, modifié d'après les vœux et désirs de la majorité des Conseils généraux.

On voit, que, en dépit des opposants, la question de la réouverture des tours a fait des progrès en haut lieu, et j'aime à espérer que, présentée sous un nouveau jour, elle ne comptera bientôt plus que des adhérents. Comment nourrir tous les enfants qui y seront déposés? comment les élever? comment arriver à en faire des citoyens utiles? Si comme je le crois, j'ai répondu à ces questions, il ne reste plus d'objections à faire.

Vale!

LETTRE XI.

Clamecy, le 10 septembre 1878.

A M. le directeur de l'Abeille médicale,

MON CHER AMI,

Dans les différentes lettres que je vous ai adressées et que j'ai soumises à l'appréciation de vos lecteurs, j'ai tâché de démontrer comment, par la réouverture des tours et par l'allaitement artificiel méthodique qui en serait la conséquence nécessaire, on arriverait sûrement à mettre un terme à ce déplorable gaspillage de vie humaine dont nous sommes depuis trop longtemps témoins, pour la répression duquel on n'a guère jusqu'à présent émis que des vœux platoniques et que continuent à envisager froidement certaines gens qui, par une bizarre contradiction, hélas ! trop commune, parlent, s'agitent, font et provoquent des sacrifices pécuniaires pour le rachat de quelques petits Chinois. J'ai indiqué comment, près des tours, ou dans un voisinage assez rapproché, il était rationnel et possible de placer des établissements d'allaitement artificiel: comment enfin il convenait de s'y prendre pour y nourrir les enfants jusqu'à l'âge de dix-huit à vingt mois.

Lorsqu'ils seraient parvenus à cet âge, on les conduirait dans une autre maison située dans de bonnes conditions hygiéniques et présentant une distribution conforme aux nécessités de sa destination : ce serait une sorte de gynécée où les deux sexes seraient réunis, et, pour employer une expression plus moderne, une véritable salle d'asile, dans laquelle, moyennant une faible subvention, qui ne serait qu'un acte de charité, les enfants de la ville ou des bourgs voisins pourraient trouver place. On y trouverait de vastes cours, des préaux couverts, de grandes salles de réunion et des dortoirs composés d'une série de chambres contenant chacune au minimum soixante-douze mètres cubes d'air respirable, que, par des vasistas, on pourrait renouveler à volonté. Ces chambres ouvriraient, autant que possible, au levant sur la campagne au couchant sur un large corridor, chauffées, comme les salles de réunion, au moyen d'un calorifère. Il y aurait dans chacune d'elles, une armoire, un lavabo, une table, neuf couchettes d'enfant, un lit de surveillant, deux chaises et de petits tabourets.

Les vêtements, la literie, seraient tenus dans un état de minutieuse propreté. Le visage, les mains, les pieds de ces enfants seraient lavés tous les jours, leur tête serait fréquemment brossée et peignée; une fois par semaine tous les petits pensionnaires seraient plongés dans un grand bain.

Les exercices variés auxquels on les soumettrait seraient ceux usités dans les autres salles d'asile.

L'infirmerie serait placée dans un corps de bâtiment complétement isolé.

L'alimentation consisterait en panades, soupes au riz, au vermicelle, pain, pommes de terre, laitage, légumes, fruits bien mûrs, bouillon, viande de bœuf ou de mouton. Aux repas, un peu d'eau rougie pour boisson.

Pour la facilité du service, les enfants seraient partagés en trois catégories, dans la première se placeraient ceux qui auraient de dix-huit mois à trois ans; dans la seconde ceux de trois à six ans révolus ; dans la troisième, on rangerait ceux que l'on ne parviendrait que difficilement à rendre propres.

A six ans révolus, les enfants quitteraient la salle d'asile et entreraient dans des maisons d'école créées pour eux, mais où l'on pourrait admettre des externes qui, se liant peu à peu avec les pensionnaires, auraient la liberté, les jours de grand congé, de les emmener chez leurs parents et de les initier ainsi à la vie de famille.

Dans ces établissements on recevrait aussi des demi-pensionnaires qui, vivant toute la journée avec les internes, suivraient avec eux les exercices religieux. Ceci m'amène à dire que, destinés à devenir colons, à faire de l'Algérie une magnifique succursale de la mère-patrie, et à y constituer un jour une nombreuse population chrétienne, il serait utile et politique qu'ils y donnassent l'exemple d'habitudes religieuses; le Musulman,quoi qu'on en ait dit, a des égards et de la déférence pour le chrétien qui obéit scrupuleusement à la loi de l'Évangile, il n'a, au contraire, que de l'éloignement et du mépris pour celui qui se rit également et de ses propres croyances et de celles d'autrui. Les anglais qui savent coloniser, font de la propagande et des prosélytes avec les livres bibliques ; les Romains, en conquérant le monde, ne se moquaient pas des Dieux qu'adoraient les peuples vaincus, loin de là, ils leur donnaient place dans leur Panthéon. Ce respect pour les divinités étrangères prévenait les révoltes, les séditions, les guerres que suscitent souvent un fanatisme exaspéré.

Le programme de l'enseignement dans ces écoles serait :

La lecture, l'écriture, l'arithmétique élémentaire, le système métrique, l'histoire et la géographie de la France et de l'Algérie. Comme le but dans ces établissements serait de développer à un égal degré la constitution physique et l'intelligence, les récréations seraient plus nombreuses et plus longues que dans nos écoles primaires; pendant toute leur durée, les enfants seraient obligés de jouer, de courir, de sauter, de grimper sur une corde à nœuds, et de vastes cours, de grands préaux couverts permettraient l'exercice dans toutes les saisons; pendant l'été on donnerait des leçons de natation. « Il y a, dit Plutarque, deux choses que l'homme a inventées pour l'entretenement de la santé du corps : c'est à savoir la médecine et les exercices de la personne dont l'une procure la santé et l'autre la force et la gaillarde disposition. (Trad. d'Amyot, *Œuvres morales.*) »

On ne saurait trop insister sur l'importance de l'exercice bien dirigé comme moyen de développer la constitution et de faire des hommes robustes. On oublie trop l'action incontestable du physique sur le moral; un ouvrier débile et maladif devient presque infailliblement paresseux; un juge souffreteux est rarement impartial; un membre du parquet dont les fonctions intestinales se font mal, est presque toujours un criminaliste outré: malheureusement, de nos jours, les parents et les instituteurs, oubliant le sage précepte de Montaigne, *qui trop embrasse mal étreint*, s'évertuent à l'envi les uns aux autres à anémier les enfants en les soumettant à un travail intellectuel forcé qui, par le fait même de son excès, demeure le plus souvent stérile; par une sorte de compensation mal raisonnée, on accorde de trop longues vacances et de trop fréquents congés pendant lesquels les enfants se fatiguent et perdent le goût de l'étude.

Les gens pour la plupart sont étrangement faits,
Dans un juste milieu l'on ne les voit jamais.

Dans ces établissements on se lèverait matin, on se coucherait tard; pendant l'été on permettrait une sieste vers le milieu du jour et sur des espèces de lits de camp.

Lorsqu'ils auraient atteint l'âge de douze ans, tous ces enfants seraient conduits en Algérie et placés dans des maisons dont les chefs bien choisis s'appliqueraient à étudier les aptitudes de chacun d'eux. Au bout d'une année ou de dix-huit mois, il serait fait un premier classement et l'on placerait dans une divisioh spéciale tous les sujets, chez lesquels on n'aurait découvert de dispositions ni pour les arts mécaniques, ni pour les sciences, ni pour les lettres ; cette division ne serait en réalité qu'une ferme modèle ; on y enseignerait l'agriculture, l'horticulture, la connaissance des divers terrains, les moyens de favoriser et d'accroître la production, l'art des irrigations. On y expliquerait la construction et le fonctionnement des nombreuses machines qui exonèrent l'homme du travail manuel, lui laissant le loisir de cultiver son intelligence et la possibilité de concourir à de nouvelles découvertes; on montrerait comment il convient de soigner le bétail, et on donnerait quelques préceptes sur l'art vétérinaire.

Dans une seconde division on rangerait les enfants chez lesquels on remarquerait de l'adresse manuelle et du goût pour les professions mécaniques. En même temps qu'ils commenceraient leur apprentissage, ils recevraient des leçons d'arithmétique, de géométrie élémentaire, de dessin linéaire, de géographie et d'histoire de France.

Pour ceux-ci comme pour les premiers, il y aurait deux fois par semaine des leçons de chant et de gymnastique.

Les enfants enfin qui auraient le goût des études sérieuses recevraient une instruction très-complète; on leur enseignerait :

1° L'Histoire de France et celle des principaux États d'Europe.

2° L'Histoire des anciennes civilisations africaines. Ethiopie, Egypte, etc., invasions phéniciennes. Carthage, son importance, ses guerres avec les Romains, sa chute, sa résurrection.

3° Histoire de la Lybie, fastes de l'Église chrétienne en Lybie.

4° Histoire de la Numidie : périodes punique, romaine, vandale, byzantine. Invasion musulmane.

5° Histoire des Arabes, de leur science, de leur littérature; études approfondies de leur langue, de leurs mœurs.

Ainsi, instruits les élèves pourraient passer des examens et entrer comme bacheliers ès-sciences, ès-lettres dans les écoles de droit ou de médecine d'Alger, et y recevoir les titres de licencié en médecine; pour obtenir le grade de docteur il faudrait aux études ci-dessus ajouter la connaissance du grec et du latin, chose importante sur la terre africaine, si pleine de souvenirs des deux peuples qui ont dans le monde brillé d'un si grand éclat.

Dans un cadre très-restreint, j'ai cru devoir donner une idée du sort nouveau qu'il serait possible de faire à ces pauvres enfants abandonnés qui sont partout dédaignés, qu'on laisse végéter plutôt que vivre, et dont il faut attribuer les fautes et souvent les actions criminelles à cette existence de Parias que leur laisse la société; les malheureux ils ne jouissent que d'un privilége. Quand en Espagne ils ont mérité la mort, on leur tranche la tête, parce qu'il est possible que dans leurs veines circule un sang aristocratique, et, partant, ils ne doivent pas périr par le supplice ignominieux réservé aux vilains.

L'Algérie a besoin de bras, il faut lui en donner, et le moyen de le faire c'est de lui envoyer comme colons tous ces enfants abandonnés par leurs parents et que la patrie devra désormais adopter; quand les travailleurs s'y seront multipliés, les capitaux afflueront (1). Aujourd'hui quand la récolte est abondante, les colons se plaignent du manque d'auxiliaires pour moissonner, battre et engranger les grains. L'exploitation des forêts et des mines s'opère avec des difficultés presque insurmontables (2), les entrepreneurs des voies ferrées ne réussissent à organiser leur chantier qu'en raccolant à grand' peine des Marocains, des Espagnols, des Tunisiens, des Italiens, des Maltais, fluctuante population qu'on a surnommée *l'armée roulante*, et dont les exigences et l'indiscipline font le désespoir des colons; mieux vaudrait s'attacher les indigènes, attirer les travailleurs kabyles, leur faire des concessions territoriales, leur donner, même après

(1) On peut sans exagération évaluer à trois millions le nombre des enfants naturels qui depuis 1830 sont nés sur le territoire français. Combien cette population presque entièrement fauchée par la misère eut contribué à enrichir l'Algérie. Combien on doit déplorer le dédain que l'on a fait de toutes ces existences humaines.

(2) A cause du manque des communications.

une certaine épreuve, des droits électoraux pour s'en faire des amis et des frères, que de répéter avec certains colons: *l'indigène est l'ennemi,* triste appréciation faite par des esprits étroits, qui considèrent l'Algérie comme leur propriété à eux, bien plus que comme une conquête de la France.

L'Algérie produit un froment réputé à cause de la proportion considérable de gluten qu'il renferme; l'olivier y croît spontanément s'y propage sans culture et fournit des fruits excellents; la vigne y prospère à merveille et donne par hectare un rendement considérable: dix-huit mille hectares sont déjà plantés; avec des bras il y en aura cent mille dans trente ans. L'eucalyptus importé d'Australie promet d'atteindre en Algérie les dimensions colossales qu'il présente dans son pays d'origine. Cet arbre, à cinq ans, produit autant qu'un chêne à 40; à 15 ans, autant qu'un chêne d'un siècle. Une plantation d'eucalyptus dans une contrée marécageuse suffit pour assainir le pays en peu d'années et pour y guérir les fièvres paludéennes endémiques. Il y a à Mustapha inférieur un eucalyptus, âgé de 12 ans, qui présente une hauteur de *trente-deux mètres,* et à un mètre du sol une circonférence de *deux mètres.*

L'Algérie a été le grenier de Rome, il faut qu'elle devienne le grenier de la France; pour tirer de cette terre promise tout le parti possible, point n'est besoin d'appeler des travailleurs Chinois, gens à la vérité laborieux et sobres; il faut la peupler de Français, or je viens d'indiquer où il convient de les prendre, et le système à suivre pour les dresser.

Le chiffre de l'exportation qui en 1831 était de un million quatre cent quarante-neuf mille francs, est aujourd'hui de près de deux cents millions ; qu'on juge par là de ce que serait l'Algérie si, depuis 1830, on avait utilisé les enfants abandonnés comme je propose de le faire; elle contiendrait plusieurs millions de Français, et serait la plus belle et la plus riche colonie du monde.

Vale et valeant lectores.

HEULHARD D'ARCY.

Je terminais cette dernière lettre, quand je lus dans un journal la note suivante que je crois devoir reproduire.

Le Conseil général de Marseille a adopté les conclusions du rapport de M. Delibes, signalant à la bienveillante attention du gouvernement aux propositions de la Société protectrice de l'enfance (de Marseille) tendant à créer dans un hospice de chaque département une salle particulière destinée à recevoir, sous le sceau du secret, toute fille enceinte à partir du cinquième mois.

Le rapporteur dit qu'une institution semblable fonctionne à Rome, à Vienne, à Prague et à Berlin.

ÉPILOGUE

A plusieurs reprises, depuis 1867, je me suis occupé des questions relatives à l'allaitement artificiel : dès 1867, je disais, avec M. Guérin, qu'on avait calomnié ce dernier mode d'allaitement, très-préférable, quand il est bien dirigé, à la stérile succion des mamelles épuisées d'une mauvaise nourrice. En 1868, (17, 21 février), j'établissais que la soumission aux devoirs maternels était en raison inverse du degré de civilisation, que plus une nation s'enrichissait, plus le luxe y faisait de progrès, plus les femmes avaient de tendances à s'exonérer des soins à donner à leurs enfants pendant le premier âge; les vieilles civilisations sont la terre promise des nourrices mercenaires.

Au déclin de la civilisation romaine, Saint Chrysostôme, Saint Ambroise, Saint Grégoire engagent vainement les mères à nourrir leurs enfants, qui étaient presque exclusivement livrés à des esclaves. Vainement à leur voix se joint celles des philosophes et des auteurs profanes; vainement aux conseils ajoutent-ils la menace et signalent-ils le danger de transmettre à un enfant le caractère et les mœurs d'une nourrice vicieuse; vainement Macrobe et, après lui, Columelle, affirment-ils que la transfusion, avec le lait, des qualités et des défauts se remarque également chez les animaux, vainement un autre auteur assure-t-il que la férocité de Caligula lui venait de ce que sa nourrice frottait ses mamelons avec du sang, avant de les lui présenter; en dépit des conseils et des menaces, on continua à se servir des nourrices mercenaires. Aujourd'hui, elles sont rares et très-souvent mauvaises; il faut apprendre à s'en passer; il faut que les femmes riches, presque toutes anémiques, (voyez mon travail sur l'ANÉMIE dans l'*Abeille médicale*, 1869, pages 473 et 483, — 1870, pag. 3, 20, 41, 49) en arrivent à donner elles-mêmes le sein à leurs enfants, pendant les deux ou trois premiers mois, pour en venir ensuite à l'allaitement mixte et à l'allaitement artificiel.

La quantité et même la qualité du lait sont moins essentielles que les soins incessants dont un enfant doit être entouré ; un pansement régulier et une bonne litière conviennent plus à la santé d'un cheval qu'une bonne nourriture. Pauvres petits êtres voués à une mort certaine, il faut que la patrie les adopte, se les approprie, et, au lieu d'en faire des cadavres, qu'elle sache en faire des hommes!

Voir l'ABEILLE MÉDICALE : 1867, Mortalité des nourrissons ; 1868. L'allaitement maternel au point de vue de la mère, de l'enfant et de la Société, pag. 2, 15, 23. — 1869, Les nourrices, l'anémie, pag. 473. 483 ; — 1870, l'anémie, pag. 3, 20, 41, 49.

Appendice

Pendant que je rééditais ces lettres, on me communiqua le journal la *Liberté* du 10 septembre 1878 et j'y lus: « Si dans l'état actuel de nos mœurs on rétablit les tours: 1° on encouragera le libertinage. (J'ai fait plus haut justice de cette opinion qui n'en est pas plus exacte pour avoir été mille fois ressassée); 2° On ouvrira à un plus grand nombre d'individus les portes de cet Enfer terrestre auxquels ils sont destinés. (l'auteur de cet article pense sans doute qu'il vaut mieux les laisser ou les faire mourir au seuil de la vie; l'existence est certainement un enfer pour bien des gens; je ferai remarquer qu'il y a pourtant un certain nombre de bâtards qui ont fait dans le monde une assez bonne figure, et y ont joué un rôle important); 3° Si l'on ne rétablit pas les tours, on augmentera incontestablement le chiffre des infanticides et des avortements; (et il a raison car de 1868 à 1870, d'après le dr Bertillon la mortalité des enfants illégitimes s'est élevée dans la proportion de 100 à 207; après cette déclaration vous allez peut-être supposer qu'avec M. Gauthot de Saint-Germain, M. Beranges et tant d'autres, l'auteur va opiner pour la réouverture des tours? Eh bien, non ! il ne verrait dans cette mesure qu'un palliatif. Pour lui, le remède vrai, c'est la recherche de la paternité qui est autorisée dans la plupart des pays étrangers. J'admettrais volontiers qu'une promesse écrite ou faite devant témoin, pût engager celui qui l'a donnée comme moyen de séduction; mais ce cas excepté, que d'abus à craindre, que de fausses déclarations à redouter, quel trouble dans les familles, si l'on admettait une pareille législation ! Voici maintenant le bouquet de l'article en question: «Il n'y a en Norwège ni tours, ni maisons pour les enfants trouvés, les filles mères nourrissent leurs enfants qui restent un trait-d'union entr'elles et leur père; celui-ci peut, à défaut de bonne volonté, être forcé de pourvoir à l'entretien de son enfant, jusqu'à ce qu'il ait 15 ans accomplis. «Si, dit l'auteur de l'article en question, on consentait à admettre en France cette admirable législation, le séducteur pendant les premiers mois enverrait la somme à laquelle il serait taxé, puis il l'apporterait lui-même, puis il se reconnaîtrait dans sa progéniture, puis il se prendrait d'amour pour celle qui l'a portée dans son sein et nourrie, puis il en résulterait une union durable et légale.— *Risum teneatis amici!*— On dirait que le journal la *Liberté* s'est inspiré des opinions de M. G. Lagneau, qui comme conclusion d'un mémoire lu à l'académie de médecine, demandait que l'on rétablit dans nos lois la recherche de la paternité, parce que, disait-il, depuis que cette recherche est interdite, il y a plus de naissances illégitimes, plus d'avortements, plus d'infanticides et moins de mariages.

En signalant l'Algérie comme devant être désormais la terre promise des pauvres enfants abandonnés, j'ai eu l'heureuse chance de me trouver en communauté d'idées avec des personnes qui font autorité.

On lit, à la date du 18 Novembre, dans *le Petit Journal*: sous le titre: ADOPTION ALGÉRIENNE, un article intéressant dont j'extrais le passage suivant:

« La Société d'Agriculture et de Climatologie d'Alger a » désigné une Commission chargée de choisir un emplace» ment convenable pour y établir une grande ferme-modèle, » afin d'y recevoir les enfants abandonnés. M. Teisserenc » de Bort prépare, de son côté, la création de plusieurs fer» mes pour le même objet. En peuplant notre colonie de » français, au lieu d'y attirer les déclassés de toutes les » Nations, elle deviendra bientôt le grenier de la France.»

CLAMECY, IMP. & LITH. veuve CÉGRÉTIN.

ERRATA

Page 12, ligne 16, au lieu de « tous les démérités... » *lisez* : « tous les démérites. »

Page 16, lig. 10, au lieu de : « ou la campagne, » *lisez* : ou à la campagne ».

Page 20, lig. 6, au lieu de : « voir son article à NOURRICE, » *lisez* : « voir son article NOURRICE. »

Page 28, lig. 17, au lieu de : « à quelque époque de la création, » *lisez* : « à quelque époque de la gestation. »

Page 35, lig. 2 et 3, au lieu de : « les conditions d'allures, » *lisez* : « les conditions d'ailleurs..... »

Page 48, lig. 16, au lieu de : « un bout de lange non moins maculé, » *lisez* : « un bout de lange non maculé... »

Page 49, lig. 12 et 13, au lieu de : « se laissant rouler sur elles, » *lisez* : se laissant rouler sur eux...»

Page 59, lig. 29, au lieu de : « fanatisme exaspéré, » *lisez* : « fanatisme exagéré..... »

Page 66, lig. 33, *lisez* : « Pauvres petits êtres voués à une mort certaine, parce qu'ils n'ont ni bonne nourriture ni bonne litière. Il faut que.... »

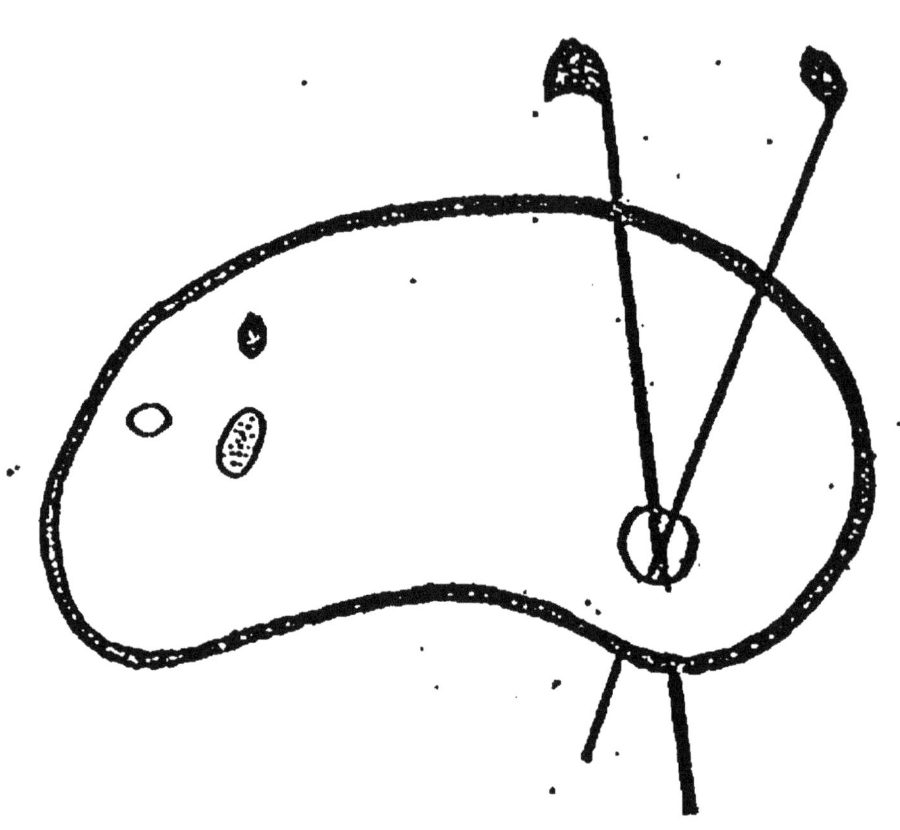

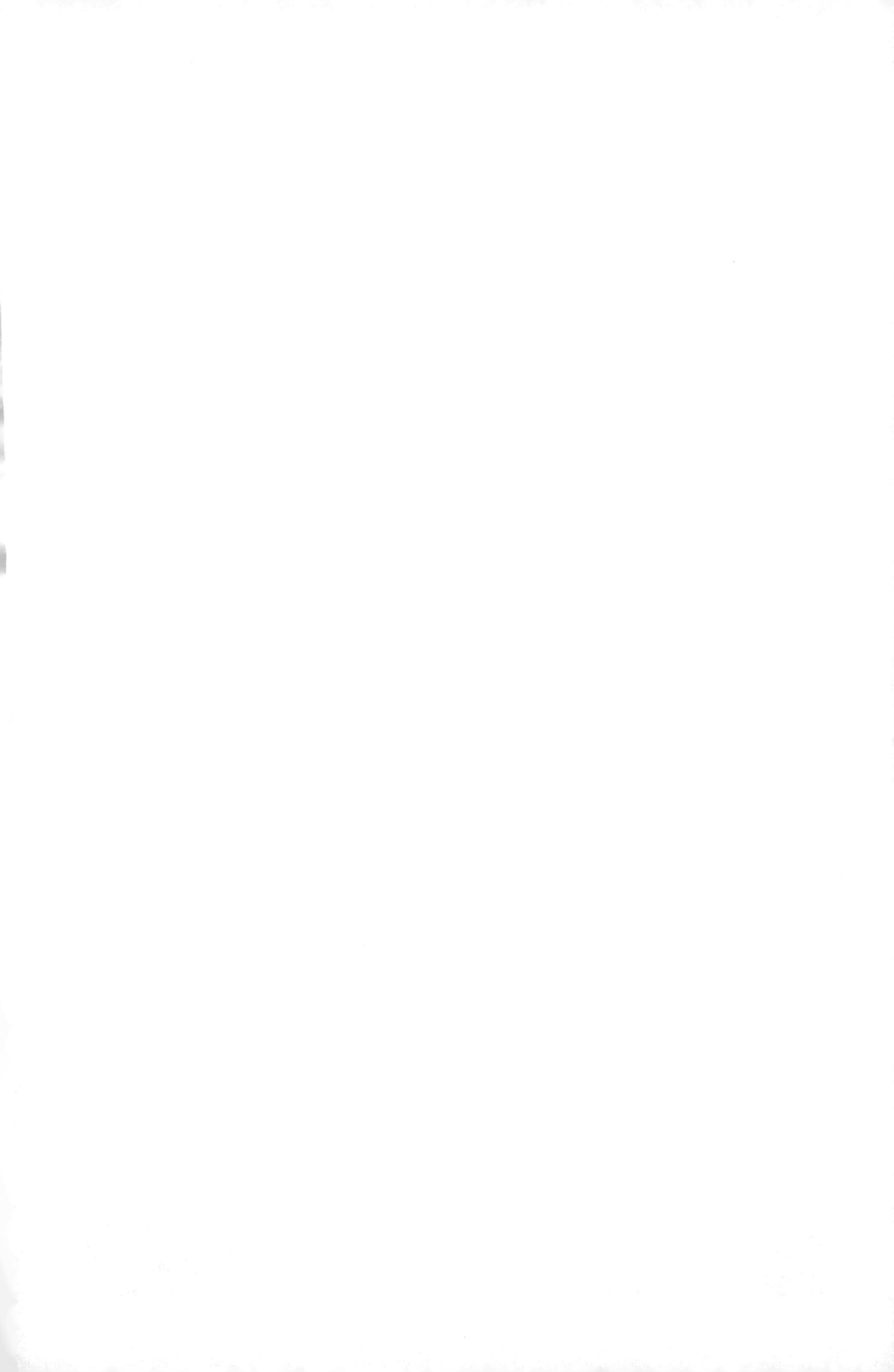

www.ingramcontent.com/pod-product-compliance
Ingram Content Group UK Ltd.
Pitfield, Milton Keynes, MK11 3LW, UK
UKHW031053260726
13965UKWH00006B/1363

9 782013 565301